醫療靈媒的
在地療癒生活指南

朵媽朵爸不藏私全攻略

徐意晴（朵媽）、徐向立（朵爸）／著

目錄

第 1 章 ✦ 我們所知道的「醫療靈媒」
那些神奇又確實有效的療癒資訊

第 2 章 ✦ 心態對了，一切就對了
如何把自己安頓在最適合療癒的狀態

第 3 章 ✦ 凡事起頭難（嗎？）
療癒旅程一開始常見的各種障礙、迷思與妖魔鬼怪

第 4 章 ✦ 打斷手骨顛倒勇
突破療癒旅程上的各種小關卡

第 5 章 ✦ 讓療癒更上一層樓
各種讓療癒生活更簡單更如意的小撇步（還有朵媽的碎碎唸）

第 6 章 ✦ 為什麼他們都一試成主顧？
台灣在地療癒故事見證分享，以及醫療靈媒資訊帶來的許多可能

第 7 章 ✦ 你該不會這樣就飽了吧？

35 道容易上手又美味的必吃 MM 料理

※ 有關本書參考資料,請查閱圓神書活網(www.booklife.com.tw)
《醫療靈媒的在地療癒生活指南》書籍頁。

各界讚譽

Celia（朵媽）和 Shawn（朵爸）一向致力於分享他們所熟知的醫療靈媒資訊，包括自然的療癒身心靈知識。他們不只成功地療癒女兒和自己的症狀，對療癒的堅持與熱愛更是堪稱典範。在本書中，這對出色的夫妻檔將帶著你克服療癒旅程中常見的難處，分享支持療癒的科學資訊，甚至提供許多台灣專業廚師的療癒友善食譜。而這些都還只是部分的亮點，這本書真的能引領你進入醫療靈媒的美好世界。

—— Muneeza Ahmed ／美國知名醫療靈媒 Health Coach

我認為愛自己最好的方式就應該先從療癒自己開始。凡事要踏出第一步都很難，很容易淹沒在眾多資訊中，尤其是健康相關的訊息。透過此書中朵媽朵爸的生活實踐分享，療癒自己的契機似乎不再那麼遙遠，並且親民又環保。書中提供了他們自己的心路歷程、實作食譜，也有分享許多人的療癒故事。平常朵媽在社群上透過翻譯整理醫療靈媒的資訊分享給需要的讀者，這次更將他們自己的生活搬出來給大家學習參考。在療癒的旅程中有這樣的前輩，各種疑難雜症似乎都能找到解方並感到安心，誠摯推薦給你們。

—— Square Jao ／ Plants 共同創辦人

阿朵一家說過，醫療靈媒改變了他們的生命，而我們亦同。三年來，皮膚與鼻過敏、便祕、生理痛等困擾數年的問題獲得前所未有的改善，從最初的神奇西芹汁到近期努力落實在全方位飲食與生活，每一步對我們來說都是嶄新而珍貴的嘗試與收穫！

　　「醫療靈媒」之於在地化實踐，對許多人來說是陌生且徬徨的，朵爸與朵媽多年來不藏私地分享與解惑，而在此書中，你將全面了解如何運用在地食材實踐 MM 飲食、如何突破生活與社交上的小關卡、各種深植於心的概念迷思將被剷除與推翻、獲得 35 道輕鬆上手的在地化 MM 食譜、療癒旅程上的小工具小撇步，以及廣大台灣網友的實證故事！絕對能找到最適合自己的療癒方式和狀態，以更安心且無痛的方式迎接轉變！

　　特別感謝朵媽與朵爸的無私，我想現代人都十分需要這本身心靈解答之書！

——Traveggo 找蔬食

推薦序
用生命養生命

蔡凱宙醫師

　　初次認識朵媽、朵爸及阿朵，是在台灣大學的水花園市集，當時我和老婆也在採買小農的有機農產品。我很佩服他們對孩子的教育及養生態度，很高興有榮幸為新書寫序。

　　生命的本質就是用生命養生命。吃進新鮮、無毒的蔬菜水果及農產品，讓人體跟大地的生命產生連結，享用真食物，讓身心靈都充滿感恩。

　　安東尼‧威廉的《醫療靈媒》，形成一股飲食的旋風。身為台灣寶島的一分子，我們有最好的農產品，可以實踐「醫療靈媒」用食物取代藥物的理想。

　　所需要的知識、技術、菜單、廠商名單、案例見證，在這本書裡一應俱全！在此特別感謝朵媽全家人的用心收集、整理、集結成書，讓這樣獨特的生機飲食方法在台灣落地生根！好的東西要跟好朋友分享，期盼每一個追求健康的人，都能對「醫療靈媒」相關資訊有進一步的接觸及了解。

　　從事自然骨科領域十年來，在推廣「健康金三角養生法」時，我深深感覺到：運動、飲食、氣血三元素，就是獲得健康的金三角。醫療靈媒的飲食及排毒飲食方法，值得每一位台灣人進一步了解。

台灣擁有多元的土地及氣候，及許多充滿能量的食物，可以參考朵媽、朵爸的這本書來減少藥物，讓自己遠離農藥及國際大藥廠的毒害。目前台灣人「全民健保」接近三十年，吃藥成了「家常便飯」，平均壽命 80 歲，老人家平均每天吃八顆藥，過世前，許多人都失能或失智超過八年。問題不在「活太久」，而在「死太慢」。

　　今天有機緣讀到這本書，就讓全家人一起好好跟著朵媽、朵爸，讓廚房取代藥房。祝福每個有心人，真正做到用真食物「全家保健、全民健康」。

　　誠摯推薦這本書，希望每個台灣的家庭都能夠擁有，特別是上有老、下有小的「三明治族群」。所謂的「五、六年級生」，一定要仔細地閱讀本書，如同擁有一本武功祕笈。好好鍛鍊自己，讓自己先健康，家人也跟著得到健康。

　　身為醫師，在此用接近三十年行醫的經驗向你坦白：醫師的手術跟藥廠的藥物、疫苗，都只是治標救急，長期、大量使用必有副作用。因為手術、藥物會傷害生命，只能很有限度地謹慎使用。

　　醫生不過是人，無法醫治生命。生命的本質是用生命養生命，因此人類的養生法一定要回歸自然。生命有著強大的自癒力，開始療癒自己，你將讚嘆人體的奇妙，彰顯造物主的大能！讓這本書成為你養生的參考，跟著《醫療靈媒的在地療癒生活指南》一起走向健康之路！

（本文作者為蔡凱宙自然骨科診所院長）

翻開此書，或許你也能有始料未及的收穫

羅志仲

《醫療靈媒》系列的第一部中譯本在 2016 年 9 月問世不久，我便在偶然間讀到，至今每一本都讀過，並且默默實踐至今。

有人可能會因「醫療靈媒」這個書名而卻步，但我沒有。當時我已在身心靈領域學習數年，對這類訊息能抱持較為開放的態度：沒有立刻相信，也沒有立刻不相信，而是以「我不知道」的心態，對它產生好奇。

我很慶幸自己當時沒有立刻抗拒，因此能在日後的實踐中受益匪淺。

《醫療靈媒》雖有許多我難以理解的內容，卻也有一些極其簡單易行的訊息，一言以蔽之：蔬果飲食，有益健康！

在那之前，我有多年的胃食道逆流，嚴重時，連說話、吞嚥都感到痛苦，那真是一種磨難。但磨難的另一面是恩典，我慢慢意識到，胃食道逆流其實是生命對我的祝福，生命想藉此告訴我：你不能再這樣生活，不能再這樣吃了！

我開始懸崖勒馬，在生活、飲食上改變自己，不熬夜，不喝酒，不再吃刺激性食物。

接著，我在無意中踏入了身心靈領域，學習了薩提爾與托勒，

體驗了冰山與靜心，開始走入內在旅程，胃食道逆流的症狀逐漸緩解。

《醫療靈媒》的適時出現，加速了我痊癒的過程。

以往我只是不吃刺激性食物，但對於哪些是健康食物，所知有限。《醫療靈媒》指出了一條明路：最天然的食物，就是最健康的食物。

我開始根據書中指引，大量食用有機蔬果（搭配每日靜心），身體復原的速度加快了，不僅腸胃越見強壯，練習瑜伽時，更能感受到肌耐力、柔軟度、平衡感的提升，這是始料未及的收穫。

我實踐這套飲食法並不徹底，因為有些方式太花時間了。但我還是選擇其中一些落實在生活中，例如：每天早上起來先喝檸檬水，半小時過後再喝西芹汁、多吃蔬果、少吃肉與蛋、不吃加工食品與基改作物、留意包裝上的各種添加物成分……光是如此，就已為我的健康帶來莫大好處，每天都精神飽滿，能量充沛。

據我所知，台灣有一群人對《醫療靈媒》飲食法身體力行，做得比我徹底得多，他們還成立社團，互通有無。很高興朵媽、朵爸更進一步，出書分享他們的珍貴歷程，提供渴望健康的人多一種選擇。

我們生活在資訊非常豐富的時代，健康的飲食法就有無數種，我們可以多方嘗試，選擇最適合的。如果你還在尋尋覓覓，不妨翻開此書，參酌朵媽、朵爸的經驗，配合自己的身體狀態（如有必要，亦可詢問醫師等專業人士的意見），打造出最適合自己的

健康飲食法。

　祝福大家都能有健康、豐盛的人生。

（本文作者為人際溝通講師、身心靈工作者、作家，

著有《重啟人生的 17 個練習》）

作者序

《醫療靈媒》改變了我們的生命

「醫療靈媒改變了我們的生命」這一句話對我們來說絕不誇張，甚至不足以描述我們內心滿滿的感動。

每當我們夫妻聊起過去的點點滴滴，總有種在聊別人的人生，或像是在上輩子發生的事。從一根香蕉、一杯檸檬水開始，奇妙的改變不斷在我們生活的每個細節中發生，讓我們每個當下都有了不同的生命力。

除了自身經驗，我們也持續透過各種學習管道獲取更多醫療靈媒的相關資源和資訊。了解得越深，見證了世界各地更多人的實例，就越是覺得：「這麼好的東西，一定要和大家分享！」

自從開始在臉書專頁「阿朵一家的醫療靈媒生活實踐」和Instagram 帳號「朵媽的健康諮詢」分享醫療靈媒相關資訊，我們清楚地感受到，不論是在我們自己的社交圈、網路上追求健康的廣大群眾，或是剛接觸醫療靈媒資訊的新手和身經百戰的老手，都會面臨從技術層面到心理層面的各種問題。雖然每個人都是獨特的存在，但這些問題都像是無法擺脫的共同宿命般，困擾著多數人。

每天，大同小異的問題一而再、再而三地出現在不同的社群或我們的信箱，因此我們認為，真的要有一本書將這些問題集結彙

整，並提供實際做法和努力的方向，讓每個有心人都能更快速、深入地利用醫療靈媒資訊。如果《醫療靈媒》是能載著我們前往更好的未來的車，那整合這些後續實際操作問題的書，就像是幫助我們學會開這部車的在地使用手冊。

然而忙碌的工作、各種生活瑣事，以及缺乏出版經驗的現實，都讓我們空有想法卻遲遲沒有踏出第一步。正當我們想著或許寫書的想法就要落空，也許有天待他人去完成，方智出版社就像是老天從雲端伸下手，叮咚按了我家門鈴，來問我們是否有意願寫這樣的一本書。

於是，從沒寫過書的我們，就這樣一個字、一個字開始敲起。

這本書除了集結大家經常遇到的問題及我們的建議，也收錄許多有助於順利執行醫療靈媒飲食的重要心法，以及許多老手「早知道這樣做就好了」的心得。

也許這本書仍無法像一對一健康諮詢那樣，針對所有細微的個人狀況提出量身訂做的攻略，但我們相信，這本書必定能讓你更清楚、更深入地了解醫療靈媒的資訊及相關應用，得到更多來自《醫療靈媒》作者安東尼‧威廉以及高靈的幫助，完善你的身心靈。

前言

就是那道光！
我們家三個成員的療癒愛之旅

　　對許多有長期健康困擾的人來說，輾轉在醫院診間和各種療法中嘗試、實驗，一次次燃起希望又一次次幻滅，似乎已經是家常便飯。每次嘗試新的治療，都像是在黑暗的隧道中孤獨而疲憊地前進。

　　我們當然期待光明在隧道的另一頭迎接我們，但更多時候，隧道另一頭傳來的光只是朝我們直衝而來，讓人閃躲不及的火車。沒能解決舊有問題，錯誤的療程又導致了新問題和副作用。但透過醫療靈媒的療癒方法，我們終於得以穿過隧道、見到了光，找到健康和快樂。以下是我們家三人的療癒旅程分享。

◇ 朵媽

　　分享自己的療癒故事一向讓我不太自在，總有種「非常私密的事被公開」的害羞感。讓我鼓起勇氣、厚著臉皮分享的原因，是因為我真的很想讓大家知道，如果像我這樣有這麼多健康困擾的人都可以獲得療癒，你一定也可以！

從小我就不是特別健康的孩子，且由於過動、不愛整潔，不僅常因大小傷進出醫院，感冒藥和腸胃藥都是我的日常好友。過於好動的我經常是家人和老師眼中的大麻煩，大家都無法理解我異於常人的行為，年幼的我其實也對於自己的失控非常無奈。

　　成年後的回顧讓我發現，自己在成長過程中接觸的農藥、殺蟲劑等各種毒素的劑量，其實都超出了安全範圍，連常去玩的溪口，後來都被發現長年來一直有重金屬超標幾萬倍的汙染。加上對各式「美食」來者不拒、家中習慣外食，從初經開始我就經常承受超乎想像的劇烈疼痛，以及嚴重的濕疹和不定時發作的蕁麻疹。此外，國中開始我就出現嚴重的便祕、青春痘和蛀牙問題，耳鳴、飛蚊症、各種腸胃不適和莫名神經痛也是家常便飯。升上高中後，根據醫生當時的說法，由於課業壓力，我竟又多了甲狀腺亢進、交感神經亢進和子宮內膜異位等新麻煩。

　　不過，處於青少年時期的我並不怎麼認真看待醫生開的一包包快跟食物一樣多的藥，對那些可怕的療程也並不積極完成，現在回想起來，也因此讓我誤打誤撞地不至於被療程的副作用拖垮。但我的身體仍是隨著年紀出現了更多問題。

　　或許是出於現在大家常稱的「容貌焦慮」，對自己身型的要求，讓我因長期節食開始出現各種包括催吐、暴食等飲食失調症狀，吃上一餐就會進出廁所進行數十次的催吐。伴隨而來的是更多健康問題：咖啡因、酒精成癮，以及皮膚過敏、嚴重消化不良、便祕、異常怕冷等。

然而，對於當時十幾二十歲的我來說，「健康」很難是件太重要的事——除非真正失去了它。

長久以來我都是美食至上、十分嘴饞的人，為了嘗到最好吃的食物，到哪玩我都會做足功課，甚至為了吃上一頓爽飽不在乎事前的挨餓——「既然都要吃東西了，就要吃到最開心啊！」是我多年的人生圭臬。而對甜點的喜愛，更讓我從大學開始參加蛋糕社，鑽研各項烘焙密技，後來也考了證照，只為了名正言順做甜點給自己吃（賣給別人只是附加的好處）！在個人甜點工作室還沒開始流行的年代，我已經為了訂單每天在廚房焦頭爛額。但整天與蛋、奶、麩質這些有礙健康的食材為伍，又將咖啡、甜點和酒精視為能量來源，想當然耳都讓我的健康狀況越來越糟。

懷了阿朵之後，由於味覺改變，我被迫暫停甜點工作室的工作，這也是我發現蛋、奶量產真相的契機，於是我們開始成為全蔬食者。僅是不接觸動物性食物，就讓我臉上長年的過敏不藥而癒，可惜這還不是真正的解答。生活中的加工製品、不必要的脂肪、麩質、大豆、玉米、芥花油、大量咖啡因及各種健康阻礙物，都是導致我還有許多症狀無法改善，甚至體重開始莫名增加的原因。

2016 年《醫療靈媒》中文版剛發行時我就馬上買了一本，但當時的我還不認為自己需要它，快速翻過一次後就一直把它擱在書架上。直到 2018 年我開始出現嚴重的黃金葡萄球菌感染、小腸激躁症、痘痘等問題，束手無策時，朵爸心血來潮拿起它讀了

一整個下午。也許是巧合，也許是命運，書裡向天使禱告的部分讓他特別有感，因此，他強烈建議我將書中和我症狀相關的部分細讀一遍。

在這之前，我嘗試過太多正統或另類的療法：抗生素、發酵食品、大量水溶性纖維、蘋果醋、裸食、斷食、咖啡灌腸、冷水澡、綠藻、空腹喝油、以油漱口、看遍西醫、中醫、能量治療……沒有一種能真正改善我的狀況。當時的我已經停止攝取任何動物性食物，因此認為這樣已經足夠，並不認為不吃麩質、大豆能帶來什麼改善。況且麩質當時可是我人生中的最愛，如果不能吃麵條和麵包，人生還有什麼樂趣呢？所以我只願意實驗一個禮拜。一個禮拜不會為我帶來什麼損失，頂多就是吃更多蔬菜和水果罷了。

結果僅是「無麩質和無大豆」七天，我的痘痘和腸躁症竟開始大幅改善！但我仍不相信，決定重複驗證這兩種食物的負面作用。當我重新再吃這兩樣食物，果真各種症狀如發炎感、青春痘、腹痛、脹氣都再次出現。那時起，我再也不能不信，也知道自己不會再走回頭路。

更超乎我想像的是，2018 年迄今，**醫療靈媒資訊**已經幫助我改善了超過三十種症狀，包括許多我從小就有，一直都被認為無法治癒，連醫生也找不到原因，只能推論是壓力過大所導致的自體免疫問題。我獲得改善的種種症狀包括：青春痘、濕疹、皮膚乾裂、蕁麻疹、甲狀腺亢進、手腳冰冷、異常畏寒、自律神經失

調、低血壓、指甲脆弱、產後憂鬱、暴食、催吐、體重增加、水腫、消化不良、腸躁症、脹氣、便祕、敏感性牙齒、牙齦出血、蛀牙、牙齒崩壞、黃金葡萄球菌感染、三叉神經痛、經前症候群、子宮內膜異位症、嚴重經痛、眩暈、胸痛、耳鳴、麻木、刺痛、飛蚊症、肌肉抽搐、失眠、腎上腺疲勞、腦霧、記憶力減退，還有酒精及咖啡因、甜食等各種上癮。

現在，我的主要飲食為《醫療靈媒》中的四類「神聖食物」：水果、蔬菜、草藥和野生食物。我並非一次性地做出巨幅改變，而是一次調整一點，就像嬰兒學習走路，從不吃麩質和大豆開始。第一年我還懵懵懂懂，因為當時的資訊發達程度不比現在，因此前半年西芹汁我是加水一起喝的（大錯），半小時後還馬上來一杯咖啡（昏倒）。為了幫助別人，還在認為自己身體有改善後固定每兩個月去捐血（完全是誤會）。這些錯誤做法加上我體內原就累積的大量毒素，都注定我得花上比別人多的時間來療癒。

2018 年我開始嘗試 369 排毒，同時也逼自己戒掉重度依賴的咖啡。那時起，除了與家人大概一個月一次的外食，我幾乎每天都維持相同的飲食內容：無油、無鹽、早晨排毒（檸檬水、西芹汁、重金屬排毒果昔）、救肝果昔、腎上腺點心、大量的蔬菜、水果、馬鈴薯及相關的補充品，晚餐則是救肝沙拉＋菠菜湯。

奇妙的是，至今連續五年同樣的餐點，我竟然完全不會膩！一直到最近，我才將晚餐的沙拉偶爾換成羽衣甘藍沙拉或櫛瓜麵

條。五年來，我完成了超過百次的 369 排毒及五次的單一飲食排毒，這絕對是過去我想不到也做不到的。現在，我的飲食座右銘有了改變：**要吃東西就要吃對身體最好的療癒食物！**

我想說的是，每個人都會經歷剛起步的階段，都會懷疑自己辦不到。但請相信我，只要了解這是必經的過程，持續相信它、實行它，感受過程中身體給自己的回饋。慢慢地，每天都必定會有那一天獨有的收穫！

越深入了解醫療靈媒的資訊，我越是感激——它不只有助於身體健康，也為我的情緒和精神層面帶來很大的幫助。透過安東尼和高靈揭露的新知，現在我和食物以及自己身體的關係非常健康，情緒也穩定許多，不僅生理期時不再變身女浩克大鬧人間，也越能體會生活中各種細微卻確實存在的幸福。感受到更多的慈愛，和神、天使及所有事物的連結更加緊密，都是從前的我不曾有過的感受，讓我每天起床時都能感受到活著的快樂，以及滿滿的感恩。

曾經我也似懂非懂地以為，或許就像許多「新時代大師」所說，是靈魂或潛意識的選擇招致了我的疾病，或是因為我不夠努力，沒有足夠的能力、信念或心智去創造更好的現實，導致身體攻擊自己。

但醫療靈媒總是告訴我們：身體永遠不會自我攻擊。這不是你造成的，不是你的錯，你沒有創造，也沒有吸引你的疾病，你是一個充滿活力、美妙的人，你擁有上天賦予的療癒權利，你一定

可以好起來！

　此外，由於體重議題對很多人來說相當重要，我決定分享自己療癒期間的體重變化。

　以往我總覺得「瘦」才好看，因此常年處於極度限制飲食、不吃澱粉造成的營養不良狀態。身高 165 公分的我，二十多歲時的體重長年在 43 公斤上下，卻常覺得自己很胖。長年飲食不健康加上從小累積在體內的毒素，造成了許多我先前提到的飲食失調與成癮問題。生產完幾年後，我的體重開始莫名其妙地節節上升，身體狀況也越來越差。期間我也曾透過斷食搭配大量咖啡因和重量訓練，讓體脂率降到 13 左右（差不多是皮包骨的地步），然而，密切關注身體數值的壓力卻讓我食不知味。直到接觸醫療靈媒的資訊後，我才了解原來許多慢性症狀，包含體重的莫名增加或減輕，都是肇因於不健康的肝臟。

　開始療癒後，發現原來我長年大病、小病不斷，是因為肝臟充滿了毒素。因此，開始療癒後我的體重不減反升：1 公斤、2 公斤、3 公斤……最後高達 12 公斤（但其實也在健康體重範圍內），原本穿 S 號的我只能往寬鬆衣物邁進。面對這樣的狀況，以往我可能會感到無地自容，但現在我知道療癒期間增加體重只是暫時的狀況，表示我的肝臟累積了很多毒素，需要更多時間排除。慢慢地，我開始能與自己的身體和肝臟產生連結，也不再批評自己的身材和體重：不催吐、不懼怕食物，知道我的身體一直無條件愛著我、支持我，現在則是換我要好好支持與愛護它！而

逐漸改善的各種症狀也讓我更清楚知道，自己正走在正確的路上。

經過大約四年的療癒後（但第一年混亂的嘗試加上喝咖啡和密集捐血，不知道療癒程度有多少），我的水腫與脹氣終於完全消失，現在我每天都吃得很開心，體態也維持得很健康，不再陷入因長年體重控制而患得患失的惡性循環。不過我想這也是理所當然，每天吃大量新鮮蔬果等全食物，很難胖到哪去吧！

分享完我的體重變化，我想再次提醒大家：**你絕不是體重可以定義的！**將注意力從體重機上的數字轉移到對自己的愛，好好照顧自己的身體與肝臟、讓自己健康、幫助自己療癒，得到的成果必定將令你十分驚喜。我們的身體是無價的寶藏，是我們心靈的居所，絕對值得被愛、被珍惜。我們的每個細胞、器官、每一滴血液，每時每刻都在無聲守護著我們，為我們的夢想和希望奮鬥。

接著我想和大家坦白的是，雖然我的療癒時間比許多實行者久，但我的身體偶爾還是會有狀況，比如經痛、生理期長痘痘、牙齒敏感、偶爾耳鳴、神經痛等。我相信療癒中的大家，心裡常會有這樣的疑問：「我實施醫療靈媒的方法已經很久，為什麼身體還是會出現狀況？」因此感到沮喪，認為自己都嘗試那麼久了，「到底多久才會好？」

我的想法是這樣的：身體問題是由於各種有形無形的毒素和病毒，從小到大數十年不等的積累，加上不良的飲食習慣和健康觀

念，以及各種有意無意的生活習慣造成。基本上，我們大概從沒讓肝臟有過喘息的時間，因此也不該預期自己能在短時間內成為全新的人。這樣的預期反而容易造成自己不必要的期待和壓力。

偶爾我也會有類似的念頭飄過：為什麼別人喝芹菜汁幾個月，麩質也沒有戒，就可以不用再承受經痛？為什麼我實行醫療靈媒方法這麼多年，做了那麼多次 369 排毒，現在還是無法完全避免經痛？不過現在我已經不把這種想法當真。每個人的身體和成長過程不同，體內的毒素和病原體也不同，療癒的旅程當然不會一樣。請別輕易拿自己和別人比較，就像我們不會認真深究「為什麼我爸不是比爾・蓋茲」這類的問題一樣。

與其聚焦在未完全康復的症狀，現在的我認為，**仔細觀察身心靈出現的微妙變化及獲得改善的症狀更有趣、有價值**。也許是曾經難以入喉的芹菜汁，不知不覺變好喝了；也許是最討厭的水果，一段時間後卻變得愛不釋口；也許是以前從沒想過會去吃的健康食物，現在卻是肚子一餓腦袋裡冒出的最想吃美味佳餚。諸如此類的這些小改變都是身體給予的回饋，值得我們仔細觀察。我相信對許多人來說，在開始醫療靈媒的療癒之前都是無法想像的。但我們踏出的每一小步，都像在自己心裡種下一顆善的種子──為自己做對的每一件事，都是一個健康的芽，持之以恆就能收穫茂盛的樹林。

我們都太習慣高估自己一天內能做的事，卻往往低估了持之以恆投入一年／三年／五年能達到的驚人效果。以我自己來說，與

其抱怨、感嘆多年還沒出現奇蹟，專注在令我驚喜的改變更有收穫：以往每天都會經歷的眩暈，現在很久才偶發一次；以往每年定時發作的大範圍濕疹，現在只有些微的腳部乾裂；以往一到冬天就異常冰冷的手腳末梢，現在都是暖烘烘的了。抱持感謝自己的心就能發現，**這些微小進步就是每天療癒的收穫。**

所謂的「愛自己」，不就該從這裡開始嗎？

✧ 朵爸

老實說，一開始我並沒有想跟著朵媽一起實踐完整的醫療靈媒方法。除了傻呼呼地認為自己健康狀況不錯，主要還是因為無法放棄麩質。

要最愛吃麵的人放棄麩質？根本是想讓我的未來一片黑暗。如果世上只能留下一種食物要我吃到天荒地老，我真心希望是麵——乾麵、湯麵、拌麵、拉麵、細麵、刀削麵、亞洲麵、義大利麵……是麵我都可以，沒了麵我什麼都不行。當時我對麵的執著就是這麼深刻，因此實行《醫療靈媒》方法的態度也十分佛系。用作者安東尼·威廉本人的話說，我就是屬於「不太病」的一群：還沒真的領悟到失去健康的痛苦，在好與不好間遊走，因此才東沾一下、西碰一點，組織各種自認為合格的飲食內容。

不過因為朵媽很認真，每天早上都會準備檸檬水和西芹汁，跟著喝一陣子後我開始不太好意思，為了當個體貼的好丈夫，我將

清洗西芹的工作接過來做。洗著、洗著，加上每天見證朵媽和阿朵的狀況慢慢改善，我洗得更開心、更有心得了，也開始更認真實踐。

在提到療癒身體的各病症之前，我想先分享對我來說最顯著，也最讓我跌破眼鏡的收穫——「上癮」的戒斷。

就像剛剛說的，即使還沒準備好接受完整的醫療靈媒飲食法，我還是每天早上一杯檸檬水和西芹汁地喝了一年多。沒有任何特殊目的，只是單純跟著朵媽一起，竟意外讓我戒除了長達三十年的飲酒習慣。沒有半點勉強或遺憾，就是覺得不再需要這樣東西了。

飲酒習慣的養成要從我的生長環境說起。我的家庭有十分興盛的飲酒文化，我第一次喝酒是 14 歲那年，跟著做生意的爸爸向客人敬了三杯小小的白蘭地，被誇獎「有前途」之後，就一路喝下去了。

除了酒精的作用之外，多半是男性虛榮心作祟，誤將喝酒與酒量和男性尊嚴連結在一起。於是，我入伍喝、退伍喝、到了英國跟同學打交道喝、工作結束喝、開心喝、失戀喝、氣氛好要喝、無聊的局更不能不喝、吃飯喝、沒飯吃就把酒當飯喝……總之，喝酒這件事對過去的我來說，除了是生理及情緒上的慰藉，更成為了一種自我認同。藉著自己資深酒咖的酒量和（自己說的）好酒品，我在各種喝酒的場合中如魚得水，結交了不少在其他場合無法碰到的好友，這樣的連結更是讓我沒機會放下酒杯。

阿朵的出生確實讓情況開始改變。照顧小孩不免縮減了原有的社交生活，於是本來只在社交場合喝酒的我，開始自己喝了起來。或許是出於自我補償，即使我喝酒的頻率沒有太大改變，量卻開始增加。我越來越容易喝醉，在喝酒這件事上也越來越難控制自己。

從表面上看，酒精沒有為我的生活或健康帶來太大困擾，因此我也樂得延續這個被社會公認的壞習慣。「戒酒」這件事對我來說是不可能的，因為我已經太習慣它的存在。

然而，在喝了大概一年多的檸檬水和西芹汁後，在沒有任何預期的狀況下，從一個禮拜、半個月、三個月、半年⋯⋯後來我竟然「忘了」喝酒這件事。簡直像是小孩換牙、蟬脫了殼那樣自然，回過神來才發現自己已經兩年沒碰酒精了。

說來有些慚愧，過去我擔任心理治療師時見過或聽過的戒除酒精上癮案例中，還真沒有這種莫名戒癮成功的。為了印證自己身上的「酒蟲」是否已經被驅逐，我甚至刻意參加必須喝酒的場合跟著喝了一點，而這只是讓我更清楚知道：我對酒精已經沒有任何依戀了，似乎我全身上下都在說著，我不需要這個東西了。

除了酒精，社會對同屬精神藥物類別的另一項物質也是異常縱容——咖啡因。

我想大家應該都一樣，童年開始就暴露在各式咖啡因飲料和零食的影響下：可樂、紅茶、巧克力（是的，巧克力有咖啡因，我一直到接觸醫療靈媒資訊時才後知後覺地知道這件事），當然還

有現代人每天必不可少的咖啡。決定戒除咖啡因前，我一直不太清楚它為什麼這麼神奇。大學準備考試時，我和朋友除了會從咖啡因膠囊直接攝取咖啡因，還會將紅茶加咖啡粉（或是在沖好的咖啡裡放紅茶包），將明天的精氣神（還有後天和大後天的）一次在今天燃燒殆盡。

飲酒有一定的年齡限制，且經常與不受控的荒唐形象掛勾；咖啡因則像是每天在各個不為人知角落裡力挽狂瀾的超級英雄。咖啡因長年被操作為對身心有益的物質，且在最近十多年內，「咖啡」幾乎成為人類文明的重要指標，和生活品質有無法切割的密切關係。至少在台灣，從住家到飯店、便利商店到咖啡專賣店、觀光景點到上山露營，咖啡（因）都不會離人們的舌尖太遠。

然而，不論是何種成癮，最明顯的症狀大概就是「否認」。問成癮的人是否對某事物已無法自拔，通常會得到否定的答案。他會說自己只是如何玩票性質地偶爾接觸、如何身不由己，以及一切狀況都在他的掌控之內，要對方不用擔心。正是因為這種自我催眠，我才沒發現自己在決定戒掉咖啡前，已經是個每天起床要先灌五杯咖啡，否則根本醒不過來的重度依賴者了。聽起來嚇人嗎？但我也是從多年前偶爾一杯淡淡的、無害的美式咖啡開始的。不過，同樣拜《醫療靈媒》所賜，除了酒精，在喝了一年多左右的檸檬水和西芹汁後，我終於得以擺脫咖啡因的魔咒。

關於為什麼要拒絕咖啡因，《醫療靈媒》有很詳細的敘述，但對我而言，除了希望不再加速老化、讓身體更健康，也是因為我

想更「自由」——我不想讓咖啡因控制我的精神、我的情緒和我的世界。也許有人會說，「那吃飯、上廁所不也是種對人生的控制或限制嗎？」我只能說，正因生命常必須依循某些框架進行，我不想再增加更多讓自己不自由的限制了。

最後，我想和大家分享我的心理問題。

身為前心理測驗師和心理治療師，當我說起自己從小就有的憂鬱困擾時，得到的回應常是一臉不可置信。雖然這樣的「困擾」確實也成為了我生命中的某種助力——回想起來，這正是我從以前甚至到現在這個當下，都想更深入了解心理、情緒及身心靈領域的動力。

如果我媽媽的記憶準確，沒有被寵愛孩子的無條件高評價傾向矇蔽太多的話，據她所說，我從很小就是個善解人意又體貼，但總是多愁善感的孩子。我會自己整理書包、打點服裝、愛惜物品，即使穿著全身白色的衣服出門，回家也是乾乾淨淨，也不會吵著要出門玩，總之就是師長眼中標準的「乖小孩」。但其實以現在大家對孩子和童年的認知來看，這樣的小孩其實是極其壓抑、缺乏活力，不太健康的。

從我最早有印象的年齡，大概 7、8 歲左右，「希望時間可以趕快過去」「不知道自己在這裡到底要幹麼」「希望趕快結束這一切離開這個地球」等類似自殺的念頭，就在我腦袋裡沒停止過。我容易覺得無聊，而且是難以忍受到認為一切都失去意義的程度。正因如此，我很容易「上癮」，喜歡各種能刺激腎上腺，

讓我不感到那麼無聊的事物（酒精和咖啡因就是很合理的上癮事物）。但這種對腎上腺的依賴也代表我必須追求更多刺激，及承受激情退去時的巨大失落感，這種在低落與興奮間震盪的無止境輪迴，基本上和「躁鬱症」相去不遠。

但由於對心理學和心理治療的熟稔，這些問題雖然一直在我的人生中揮之不去，日子倒是還過得下去，「拯救自己」及「幫助同病相憐的人」的旅程也持續進行。不過，我還是一直在尋找一種我也無法確定是否存在的「療癒方法」，一種不是挖東牆補西牆、不是頭痛醫頭腳痛醫腳，而是真正全面、深入了解問題癥結，並解決問題的方法。從心理學、心理治療、催眠治療，到各種舊時代和新時代的信仰、冥想，及各種能量或超自然的法門，我一直保持著高度的興趣並身體力行。我做的許多嘗試都有其作用及好處，但可惜大多數方法帶來的不過是一時的改變——直到我開始接觸《醫療靈媒》。

《醫療靈媒》是我截至目前為止所知的最完善解答。不知不覺間，我已經快想不起自己上一次感覺憂鬱是什麼時候，像是有人悄悄地層層剝去阻擋在我和生命之間的隔閡，讓我得以重新體驗生命的美好——是的，**健康快樂真的可以同時靠「吃」獲得**。

醫療靈媒相關資訊除了幫助我解決成癮及精神方面的難纏問題，目前的療癒旅程中，我也順利解決了許多疑難雜症，包括十五年以上的下背痛（從前每個月發作時我連下床都得花上半小時）、二十多年的乾燥性濕疹（在開始嚴格遵守醫療靈媒飲食的

前幾個月就再也沒出現過），我也不再需要依賴任何飲食控制方法，或透過把自己操得半死的大量運動來逆轉中年發福。

《醫療靈媒》的相關資訊和簡單方法，就能讓我將年已半百的自己和家人照顧好，這讓我對於慈悲的高靈和作者安東尼本人，真的懷著無限的感激。

◇ 阿朵

阿朵按照《醫療靈媒》的療癒方式生活已經五年了。除了每天執行檸檬水／西芹汁／重金屬排毒果昔／不吃阻礙健康的食物，也自願做了不少次的 369 排毒。

阿朵從出生就患有異位性皮膚炎、腸絞痛以及睡眠問題，因此排除體內重金屬一直是我們努力的方向。異位性皮膚炎的問題在不吃阻礙健康的食物不久後就變得穩定，腸絞痛及睡眠問題則在開始喝西芹汁後獲得明顯改善。

此外，阿朵從嬰兒時期就有蛀牙，儘管我們盡了最大的努力想減緩、改善她的牙齒狀況，例如早、晚、三餐飯後刷牙，連半夜餵母乳後也刷牙，甚至每三個月帶她去塗氟（後來才從醫療靈媒相關資訊裡發現這其實對牙齒不好）等，可惜這些方式不僅幫不上忙，還讓她的蛀牙越來越多。

正當我們無計可施、不知道還能往什麼方向努力時，正好是我們對醫療靈媒資訊有更深入了解的時候，因此我們開始讓她喝

芹菜汁，慢慢幫助她執行醫療靈媒飲食。於是，神奇的事情發生了！阿朵的蛀牙範圍開始變小，顏色也越來越淺。而且在接下來的幾年，她再也沒有出現任何新的蛀牙！即使她每天都會攝取專家建議要特別小心的柳橙和檸檬等柑橘類水果。

老實說，即使我們對醫療靈媒的資訊非常有信心，親眼見證這樣的成果仍感到非常神奇。畢竟這和我們長年以來的認知相差甚遠！（像是蛀牙不可逆、水果等酸性食物對牙齒不好、氟能保護牙齒等。）

以上關於蛀牙的療癒，我們從醫療靈媒相關資訊學習到的是：蛀牙是源於五年、十年、十五年，甚至更早以前的身體內部問題，甚至是還在子宮裡就承襲的物質或缺乏的營養。而牙齒健康是人類整體健康的一部分，不會有人身體不健康卻擁有一口完美牙齒。

最後，有個多年一直困擾阿朵的症狀（她本人不想透露細節，所以請容許我們替她保密），是由於腦中的重金屬引起，但我們終於在《守護大腦的飲食聖經》中看到了轉機。阿朵每天都很樂意嘗試書中的 brain shots（中文譯為：大腦激活飲或大腦小飲），以及我們暱稱為「毒素去死去死」的果昔（extractor smoothie），結果一個禮拜後，神奇的事情再度發生！書裡提到的進階療癒工具，終於成功讓阿朵的狀況獲得更大的改善。

雖然花費的時間有點久，但我們很慶幸自己一直朝著正確的方向、懷著輕鬆的心情，讓我們得以得到滿意的結果。同時，我們

也和阿朵同學的爸媽和老師們分享有關於醫療靈媒的療癒資訊。慢慢地，阿朵身邊也有越來越多的朋友和家庭一起加入療癒的行列。

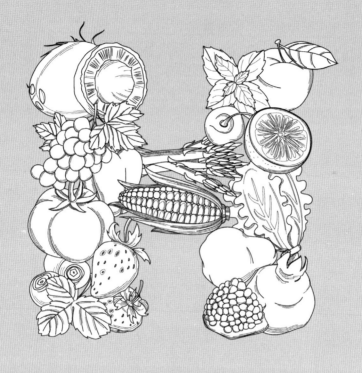

第 1 章

✦

我們所知道的「醫療靈媒」

那些神奇又確實有效的療癒資訊

我們想先簡單說明「醫療靈媒」（Medical Medium，網路常見簡稱為 MM，實行這套療癒方式的人們則互稱為 M 友）這套健康資訊的來源、涵蓋的範圍、主要的論述，以及常見的誤解。當然，還是建議大家入手系列叢書，以獲得更精準、深入的了解。

✧ 靈媒？那不是迷信嗎？

提到「靈媒」大家會想到什麼呢？是電影裡能連結陰陽兩地、讓亡者和活人溝通的通靈者，還是利用各種人性弱點、打著靈媒的旗子招搖撞騙的老江湖呢？

很多人一聽到「靈媒」兩個字，都會馬上產生「謝謝，先不用」的反應，我們身邊的親友也是這樣。老實說，即使經過這些年心滿意足的實踐，對於「醫療靈媒」的存在，朵爸心底還是三不五時會有「真的假的？」的嘀咕。這樣的反應和類似的懷疑一點都不奇怪，因為「靈媒」這樣的存在確實超出一般人的理解太多，讓我們一時之間很難消化這樣的訊息。即使強迫自己相信，恐怕也無法長久地感到踏實，特別是在講求科學和證據的現在。

即使如此，「醫療靈媒」安東尼・威廉的系列著作，以及他對療癒的各式論點，在世界各地都受到追求健康的人們，特別是慢性病患者及其家人的推崇、研讀及實踐，其中也包括許多醫界人士、各界名人與億萬富翁。

難道這數百萬人都被騙了嗎？還是他們知道什麼其他人不知道

的事？

　　在繼續說明醫療靈媒的資訊之前，我們想先將多數人會有的疑問提出來討論。我們夫妻自認還有點科學頭腦（朵媽是機械研究所畢業，朵爸則是心理計量和心理治療研究所畢業），平時也相當注重科學與邏輯類的事物。打從一開始嘗試，到後來接受醫療靈媒相關資訊，確實花了不少時間和精神去驗證和評估。

　　我們想問大家的是，你認為什麼是「迷信」？又該如何評估「醫療靈媒」的資訊是否建立在「迷信」之上？

　　許多人認為「迷信」不外乎是對神、鬼或各種傳說、信仰的盲從。但迷信涉及的絕對不只是鄉野傳說或宗教信仰。同時，「信仰」和「迷信」又是不能相提並論的兩項事物：「信仰」雖然也存在神祕色彩、無法簡單被科學或理性證實，但信仰所引導的方向一般來說都是正面且有助於全人類發展的。

　　相反地，「迷信」除了無法為人生帶來貢獻，還將造成許多負面影響。不管是時有耳聞的宗教斂財、劫色，甚至鼓吹自殺或傷害別人的負面活動。大家都知道這樣的差異，因此無論是星座、血型、塔羅牌、紫微斗數，或是媽祖、城隍爺、三太子，還有七月的鬼門開等傳統民間信仰，即使清楚知道這些事物沒有辦法以「科學」佐證，但只要它能對人產生正向改變，我們多半還是會選擇「寧可信其有」，不全盤接受也願意偶爾配合，或在心底為它們保留一點想像空間。但這並不代表我們就是「迷信」的人，只代表身為人類的我們，對於更美好的現在和未來，永遠都有更

多的憧憬和期待。

　正因如此，和許多人一樣，開始時我們也是抱持著「試試看」的實驗心態，即使對「資訊來源」的玄妙並不了解，但醫療靈媒的「資訊」本身，卻是人人可印證的。人人都有權利選擇要相信的事物，但一個有效、健康的飲食法，無論他人相信與否，都不會減損它的力量。

◇ 清楚的解釋、簡單的做法、實際的見證

　如果你還不知道醫療靈媒的資訊究竟是什麼，我們會先簡單介紹，但請讓我們先保留其中關於靈媒、最玄妙的部分，先討論它和醫療與健康的關聯。

　假設將醫療靈媒系統關於食療部分的資訊極盡簡化，做出最精簡的總結，我們會說是：**食用真正營養的純植物全食物，避開對身體有害的物質，提升身體自癒力，排出體內毒素。**

　閱讀作者安東尼的系列著作，可發現書中已將各項食物的好與不好，介於中間不好也不壞、屬於純粹填飽肚子的食物，及其背後的原因，都鉅細靡遺地羅列出來：不管是畫分為五個等級的「阻礙健康的食物」（no food），或是從常見的水果到野生食物等各種能夠改變生命的食物，都可在書中找到詳細資訊。與其說難懂，倒不如說是因為這些資訊包山包海、量多且廣，不免容易讓剛開始接觸的朋友有被淹沒之感。

但只要記住兩個核心原則——**吃進天然營養**和**排出毒素**，也就八九不離十了。

在各種對健康有益的療癒食物中，只有「生蜂蜜」一項與動物相關，其他皆為各式蔬果。也就是說，醫療靈媒系統裡的療癒方式，並非憑藉特殊高科技或大財團開發的昂貴特效藥，而是你我日常就能輕易購得的農產品，不只天然，還很平價、親民。不過，不可否認在不同地區實施這項療法的人，難免會碰上特定食材因區域或季節的限制而較難取得。但在進出口蓬勃、物產豐饒的台灣，即使和鄰國日本、韓國相比，也相對容易取得各式食材。或許正因如此，據我們所知，在台灣實行醫療靈媒飲食的人口，極可能是世界各國中比例最高的。

不健康的身體與不健康的飲食，對身、心、靈三方面都將造成傷害。因此，醫療靈媒資訊不只有助於身體上的健康。作者安東尼指出，透過天然食物的療癒佐以冥想靜心及祈禱，將讓我們的情緒和靈魂與身體一起獲得修復。

✧ 安東尼與慈悲的高靈

安東尼・威廉一直都是神祕難解疾病及慢性病的專家。他以一己之力帶動全球飲用西芹汁的風潮，同時也是亞馬遜及紐約時報健康書籍類的暢銷作家。

安東尼從 4 歲起，那個連話都說不清楚的年紀，就能聽到來

自「慈悲的高靈」的聲音，提供他各種超乎現今科學能證實的進階醫學訊息。打從安東尼開始與高靈接觸，就開啟了他幫助人們找到確切病因及指導他們和醫生合作，從病症中康復的旅程 4 歲時，他首次在高靈的提示下，在家庭聚會說出奶奶罹癌的事實。當時周遭的長輩只覺詫異，沒有把他的話當真，直到奶奶被醫生確認罹癌，才震驚地發現這有多不可思議。

安東尼成年後，正式投入療癒工作三、四十年以來，幫助許多人找出病痛的根源並重拾健康，其中許多案例都是被醫生診斷為無法醫治或難以診斷的慢性疾病。然而，即使有眾多實證，安東尼的存在及其觀點，還是沒有被所有人接受。儘管他的著作被翻譯為多種語言暢銷各國，批評者仍會以「科學無法證實」為由質疑他的主張，並認為這可能造成患者延遲就醫或忽視醫學專業人士的建議。

在現今凡事講究科學和證據的年代，一個聲稱自己是「靈媒」的人，多年來竟能廣泛獲得各界支持（其中不乏醫界專業人士），並持續在美國與世界各地推動他的健康理念？

這當然只有一種可能性：這些資訊確實有用。

即使是「純植物」與「全食物」這樣有別於一般主流飲食的原則、即使這樣的飲食方式將帶來生活與社交上的不便與衝擊、即使將冒著「被靈媒欺騙」「被周遭人冷嘲熱諷」「和伴侶及家人出現關係危機」的風險──還是有許多人每天都從一杯檸檬水和西芹汁、戒除有害食物開始，逆風展開這樣的全新生活，在全球

不分種族、性別與年齡的人們身上，展現了強大的療癒力。

醫學靈媒資訊提供了前所未有的準確度和成功率，讓安東尼受到全世界數百萬人的信任及喜愛，其中也包括許多樂意為安東尼和高靈無償站台的影星、富人、職業運動員、醫療專業人士，以及無數苦於各種慢性病的人們。

當我們剛開始著手寫這本書時（2023 年 6 月），我們戲稱（好吧，其實是厚著臉皮硬貼）為「大師兄」的網球球王諾瓦克・喬科維奇（他和太太都是長年的醫療靈媒實踐者），才剛寫下第二十三次大滿貫的新世界紀錄，是網球界擁有這項殊榮最久時間的男性，我們也相信他會持續為網壇創下更多新紀錄。

✧ 天使、禱告與冥想

在醫療靈媒領域中，「禱告」和「冥想」都是十分強大的恢復工具，能讓人與能量、天使及自己的靈魂產生連結，幫助我們重拾健康、對抗疾病並增強心靈力量。即使未被主流醫學強調，禱告和冥想早已是眾多研究的焦點，也確實有研究證實它們對健康的正面影響，像是減少心臟疾病的風險、增強抗壓力，甚至能增加大腦皮質厚度、改變大腦結構，進而提高認知功能及情感健康。

有趣的是，安東尼不斷強調和天使說話或禱告時，務必一個字、一個字地說出來！因為我們腦袋裡的各種念頭太多太雜，往

往會各自拉扯、相互衝突，所以一定要將意念具體落實為文字或聲音，才能讓目標意念突破重圍，讓天使接收到。而不意外的是，在我們接觸過的國內外 M 友中，平時就樂於向天使禱告甚至閒話家常的人，都是在療癒路上越有收穫、越做越開心的人！

在《醫療靈媒》和《醫療靈媒‧改變生命的食物》兩本書中，能找到各類在療癒中各司其職、給予人們不同支持的天使。找到想找的天使後，就能開口對她們（安東尼說天使其實都是女性）訴說自己的困境或願望。

就我們自己的禱告經驗，我們會先感謝天使長久以來的照顧，接著才是敘述自己的困境或願望。我們會祈求天使給我們指引、賜予我們更多智慧與勇氣，讓我們能看清楚問題的癥結，並以更多的愛與耐心度過難關。你也可以將天使當作閨密或好友，用尊重且坦承的態度和她們分享自己的狀況。

除了天使和禱告，醫療靈媒系列書中也記載了各式各樣的冥想引導，網路上也能找到不少安東尼親自錄製的引導音檔。這些冥想會帶著你去採果實，或化作飛鳥和大樹，在短時間內放鬆並修復精神和靈魂。即使不太確定冥想如何進行，或認為自己無法耐心持續也不必擔心，醫療靈媒的冥想（除了安東尼錄製的英文原版，也可參考朵爸經安東尼同意後錄製的中文版）非常親民喔。安東尼也強調，如果冥想到一半想睡覺也沒關係，就睡吧！不會影響冥想的效用。

覺得一切都很不可置信嗎？其實不需要「相信」也能獲得好

處喔，只要抱持像孩子一樣在玩遊戲的心情，就能以想像力和感受力建構出更友善、有愛，也更適合療癒的內在世界。透過和天使對話，讓我們不只能更清楚了解自己和所處的環境，也能學著以更溫柔、美好及和善的方式看待自己和世界。「冥想」為我們帶來的，更像是閉上眼讓自己進行一場內在的、放鬆又療癒的旅行，但無須花費半毛錢，也沒有人會因為你的相信或否定獲利或受傷。

✧ 醫療靈媒與主流醫學

然而，即使有為數眾多的見證人及療癒案例，我們仍能發現醫療靈媒的許多資訊與目前的主流科學有所牴觸。小至對「蛋白質」重要性的看法，大到癌症的成因和應對手法，都有所不同。

對此安東尼認為，是由於現行的科學發展及檢測技術尚未跟上疾病的快速發展。即使科學與醫學技術日新月異，對於惱人而神祕的慢性疾病，現代醫學還是有太多的未知，如同現今醫療科學尚無法證實或否認，疫情期間大量施打的「實驗性針劑」和許多「後遺症」的關聯。

「科學」其實是一種過程和一種堅持的方向，絕非是已完成的目標。我們甚至能說，即使是現今最新、最不可一世的發明，往往也只是為接下來五十年、一百年發展奠下的基石。人類在往回看時，往往能輕易發現從前的「科學」有多荒謬，比如上個世紀

中認為，切除精神病患的前額葉能根除病症，以及抽菸「對健康有益」（菸草公司的行銷文案甚至能光明正大地寫出「最多的醫生選擇抽我們這個牌子的菸」）。

許多事物之所以無法獲得「科學證實」，當然還有一項重要原因——錢。研究需要經費，而經費來源往往是政府、財團或其他大型組織為了更大利益的投資。也就是說，投資報酬率低，或是結果將與自身利益衝突的研究，通常無法得到經費挹注。現今這個時代，似乎認為能以「科學」衡量一切事物，「科學證實」「研究證實」必定最可靠。然而，支撐科學、伴隨進步的，其實是人與人性，以及各種複雜的利益糾葛。

不知道大家有沒有過這些疑問：人為什麼會生病？成長或衰老為什麼會開始出現各種病症？即使已經按照健康營養指南及專家飲食建議，食用健康脂肪、富含蛋白質及鈣的蛋、奶製品、抗老化的咖啡和抹茶、幫助肌肉生長的充足蛋白質、不吃大量水果、不攝取精製糖……為何身體還是持續出現大大小小的狀況？為什麼即使長期補充營養品或中藥，症狀還是無法徹底改善？

即使我們都有這樣說不出口的疑問，各種頭痛、疲勞、胃痛、經痛等不適，卻很普遍地認為這就是「正常」人生的一部分，在所難免。或者，不管是中年發福、三高、慢性病、關節退化、更年期、失智……總被視為是「老化」造成的理所當然。但醫療靈媒的資訊卻告訴我們：**人可以健康地老化！**身體出現的任何大小症狀都不正常，都代表身體在提醒我們的各種需要被關注的潛

在健康問題。不管是痘痘、便祕、脹氣、尿道感染、手腳冰冷、經痛、消化不良、疲倦……都不是自然或不可避免的現象，而是某種更大問題的前行警訊。

因此，醫療靈媒的資訊並不是和主流醫學對立的。相反地，它可以補足現代醫學的不足，幫助我們以更完整的方法照顧自己。

✧ 怎麼確認醫療靈媒資訊是個好選擇？

現今世界各地有著許多流行趨勢、產品，甚至是藥品。尤其是健康行業，背後關聯著大筆金錢、權力及各種商業宣傳技巧。

各家藥廠、咖啡商、食品公司和健康食品商，在推銷各種補充品和營養品時，透過眾多行銷手法、通路、網路意見領袖來拓展市場，投入大量人力及資金，當然期待獲得更多的收益。而我們看到的「成功見證」，多數可能並不單純，多半摻有金錢利益在其中。

相較之下，醫療靈媒的資訊非常容易取得，你可以買書或去圖書館借，除了書籍，網路上有成千上萬人自願分享自己的療癒旅程，還有大量的免費資源像是網站、直播和 podcast 可以接觸。所有資訊都是人人可取得，而非被少數人獨占、須付出高昂代價才能得到的。

再者，相較於價格昂貴的藥品或療程，購買療癒食物像是天然蔬果並不需要花費大筆金錢。不像許多意見領袖或名醫，作者安

東尼‧威廉並沒有販賣任何特效藥或高價療癒課程來獲取巨額利益。而選購來自大自然的療癒食物，誰會從中得到好處呢？不是財團或任何機構、組織，而是為我們提供糧食的農友們。農業健康發展、人們善待土地，對自然環境及我們的健康和未來，肯定將帶來極大的好處。

結論就是：醫療靈媒的飲食方式一來親民、二加上有效、三還環保，這麼好的事，不試試太可惜了！而且就算真的「失敗」，「代價」頂多就是吃了很多有益的蔬菜水果，皮膚變好、排泄變順暢，少吃很多垃圾食物和加工食品罷了！

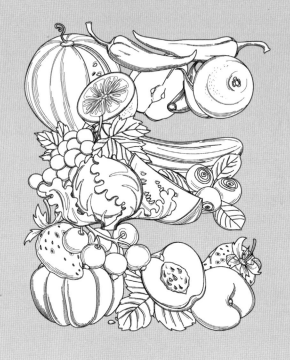

第 2 章

✦

心態對了，一切就對了

如何把自己安頓在最適合療癒的狀態

在我們自身和廣大 M 友的療癒經驗裡，無論是調整飲食或重新打造更健康的生活方式，少有阻礙真的無法克服，最大的難題經常是自己給的，療癒的成敗也往往取決於自己一念之間。

✧ 健康是什麼？我們又為什麼要追求健康？

如果靜下心思考，不難發現健康是一項和人生等長的追尋，也是種學習、磨練和修行，而不是一旦達成就能棄置一旁或供奉起來的獎盃。

我們都希望能隨心所欲做想做的事。希望能像孩子一般自在地舞動奔跑、全力投入工作、牽著心愛的人走在沙灘上欣賞夕陽、感受小孩（或毛孩）緊抱彼此的溫度，又或者，只希望能不要動輒氣喘吁吁，不要總是看著窗外耀眼的太陽卻只能躺在床上度過一天。

健康的人最明顯的優勢，或許就是有機會暫時忘記身體給人類的限制，隨時以想要的速度、角度、高度或力量無礙地移動。如果失去健康，不論做什麼都會明顯感受到身體的限制，無法過上想要的生活。如此一來，可以想見隨之而來的失望和落寞，將如何影響我們的心理狀態。回想一下感冒發燒（或確診新冠肺炎）時對生活產生了多大的影響，小小幾度溫差，限制了我們多少活動，就能知道身體健康好比水之於魚、空氣之於我們。擁有健康時，我們認為理所當然，一旦失去它，卻將讓我們天崩地裂。

然而，如果正在閱讀這本書的你，沒有受制於足以影響正常生活的問題或症狀，也許對積極維護健康這件事還無法產生深刻感受。但如果患有長期慢性病，連走路、呼吸、安靜坐著、走出戶外曬曬太陽，甚至連好好看本書都成為一種奢求——當「照顧自己」成為占據多數時間的第一要務，或許你才會像離開水的魚一樣，了解「健康」原來如此珍貴。

　　你一定聽過很多人這麼說：人生苦短，何必過得這麼拘束？想幹麼就幹麼，該走的時候就走，沒必要活太久！但通常說這種話的人，除了忽略我們很難決定自己離開的時間點或方式，對可能帶給周遭親友的打擊與磨難也同樣無視。他們之所以這麼說，常常是因為已經身陷某些成癮的惡性循環，因此心甘情願將自己的健康及往後的人生拋諸腦後。

　　當人類平均壽命狀似隨著科技發展創下新高，高齡化社會成為我們必須面對的必然。但活得久，就代表活得好嗎？我們的生活品質——特別是當人生走入下半場——絕大部分將取決於我們的健康狀態。要是失去健康、失去了活動與生活的自主能力，無法再自由地做想做的事，事事得依賴他人的照顧，相信這樣的長壽絕不會是我們要的。在醫藥科學越發達，人類卻沒有越健康的年代，我們都得問自己一個問題：究竟我們是越活越長，還是死得越來越慢了？

◇ 心態決定一切

不管是知易行難，還是知難行易，「心態」都是執行療癒（還有許多其他事）的關鍵。

比起許多執行醫療靈媒的技術面，像是該吃什麼、吃什麼可以得到哪些營養和幫助等知識面的資訊，**心態絕對是決定療癒成敗的主因。**

每個人需要的技術和知識，雖然會因個別狀況有所差異，但多數都能在醫療靈媒相關書籍中找到確切解答，和「心態」相比也都容易掌握。但若是心態影響了執行方法，卻很可能在短短二十四小時便產生極端的變化——正面或負面都有可能。

或許你也聽過類似的故事：一個每天要抽兩包菸的老菸槍，在得知自己得了肺癌或其他重病後（還有一些故事版本是「抽到一半睡著差點引起火災」），馬上大徹大悟，再也不抽菸了。再者，不論是自己或身邊親友，多多少少都有過因為覺得「應該無所謂」而做的各種明知對健康不利的負面決定，可能是抽菸、喝酒、飲食重油重鹹、嗜吃炭烤炸物，或是熬夜、不曬太陽、懶得運動、不正常飲食等，從一次、一天、一週……直到出問題才發現已經過了大半輩子。

我們以為人生中很多事是由外在因素決定，從出身貧富到生老病死，各種無奈都讓我們認為自己只是時代洪流中的一顆小石子，被命運牽著東奔西跑。但其實我們也知道，改變的契機可以

是一瞬間、一句話、一本書，**正確的心態足以成為舉起自身世界的槓桿。**

✧ 吃與人生

　　說到醫療靈媒的療癒方式，對多數人來說最重要的，不外乎是顧好從嘴裡吃進去的東西，不管是該多吃或少吃的。但「飲食」絕不是張嘴、閉嘴、嚼一嚼、吞下去這麼單純的事！

　　或許下列情況你會很有共鳴：每天早上的咖啡基本上是無聲的鬧鐘，要是少了它，醒的只有身體，靈魂根本還在夢遊，要戒掉實在太難！在各種社交場合或同事聚餐，不喝個兩杯除了失禮之外，要一直交際應酬實在尷尬，不喝到有點茫的狀態，誰撐得過去！要是在各種聚餐說自己因為健康挑東挑西，這也不吃、那也不行，一定會被認為不合群，遲早被討厭或封殺！

　　於是，就算知道自己的飲食選擇一直在為健康製造麻煩，也只能先把健康擺在一旁，日復一日重複這些「大家都在做的事」。然而，這樣只會讓自己養成像雪球一般越滾越大、越停不下來的各式壞習慣，而且還會逐漸將它們合理化。

　　這是因為「飲食」除了和健康直接相關，同時也代表著一個國家、一個種族、一個地區，又或是一個無形的階層文化與風俗。所謂的文化或風俗，正是當地人長年累積下來所持有或散播的習慣和做法，無論我們是否有清楚地意識到。從農曆過年的年菜、

端午的肉粽、中秋的月餅、結婚的喜宴，以及從南到北、由東到西各式大街小巷攤販夜市的不同風格在地美食，每個我們吃進的食物，其實都與對自己、他人及環境的各種情感與認同有關。簡單來說，我們吃進的不只是食物，還是滿滿歡笑、心動（或血淚）交織而成的回憶！而我們也習慣以這樣的方式篩選或凝聚身邊的人，這或許也正是「聚餐」成為社會重要社交方式的原因。

一起烤肉、一起吃火鍋、一起享用美食，除了可緩解偶爾無話可說的尷尬之外，一起讚嘆或八卦、一起拍美照、一起打卡發文，這些伴隨美食而來的各種現代社交行為，都是我們在不同群體中的認同和證明。至於那些經常單獨吃飯的人？暫且不用替他們擔心，這類人經常是身邊人缺乏用餐靈感時的諮詢對象，因為他們往往比結伴吃飯的人更自由地踩過更多點（或雷），擁有更長的口袋名單，甚至比 google 還精闢，因此經常能藉由「美食專家」這類的殊榮得到尊重。

將這些社交價值乘上歲月與青春，搭配玫瑰花瓣和雨絲，講得誇張點，「飲食」簡直等同於現代人的生命意義！

✧ 飲食轉換好難？

因此，應該沒有人會一開始就認為轉換飲食是簡單的事。

如果訪問十個成功轉換飲食跑道的 MM 實行者，當初從「標準」飲食轉換到現在的飲食方式，真的信心十足嗎？我們保證，

十個人都會說「才怪」。因為我們總不可避免地已經被家庭和社會養成根深柢固的觀念，各種阻礙健康的食物（安東尼說的 no food）讓我們上癮的方式，也像被刻印在基因般讓人無法拒絕。

覺得 MM 飲食方式聽起來像天方夜譚嗎？你絕不孤單。認為它既嚴苛又不符合人性嗎？常有人這麼說喔。擔心這樣的飲食會害你沒朋友嗎？嗯，這條隊伍已經長到排到對面三條街了呢。

即使如此，全世界還是有眾多願意嘗試且已經成功，再也不回頭留戀過去舊有飲食的人。

和所有「改變」一樣，多數時候我們缺乏的只是合適的契機、管用的方法，以及願意改變的心念。如果你是因為「想讓自己更健康」而找到醫療靈媒相關資訊和這本書，那麼，恭喜你！前兩個條件已經具備。但如果你心裡，即使只有一個小角落，還有一絲跳動著的微弱但清晰的光芒，願意幫自己點起一個改變的火把，那麼，請你繼續看下去，讓我們幫助你，讓你看清楚——你能做的改變將遠超乎你的想像。

✧ 美術或音樂可以有各種審美觀，
為什麼「美食」的定義如此狹窄？

如果「美」的定義不只一種，「美食」的定義也不應僅限於目前所知。

與其說是個人喜好，多數人對「美食」的認知更像是種教育：

在生長的土地上受資源和他人的影響，一次又一次地接受隱性的文化洗禮。不這樣是無法建立美食的標準的。由世界各地常見的「爭議美食」中，我們可以知道美食的定義絕對是主觀又弔詭的，像是台灣的臭豆腐與豬血糕、日本的納豆及海膽、夏威夷（鳳梨和火腿）披薩、蘇格蘭的哈格斯（羊雜布丁）、瑞典的鹽漬鯡魚等。

由上述舉例可以知道，美食的標準絕非一致，一個人認為的天下第一美食，可能是另一個人的惡夢，不同文化、區域的人都有不同的味蕾偏好。個人對美食的定義也一直在演進，會不斷變化，比方說在某個年齡突然開始喜歡吃辣，或者是因為某個契機、認識了某個人、去了某個地方，才開始對某種食物相見恨晚。

因此，即使已經「學會」喜歡那些將毀滅我們的食物，一定也能「教會」自己愛上那些對自己有益的食物。

以朵爸這個長年的重度麵類死忠愛好者來說，當初「戒除麩質」這件事，就像座山一樣橫跨在他和醫療靈媒飲食之間。無論如何以理智說服自己，朵爸的嘴和胃就像是有自我意志般無法離開麩質。但最終，各種轉變的契機還是讓朵爸成為了「曾經的」麵食愛好者，終於脫離麩質的掌控，好像這東西從沒存在過他的生命中一樣。

而對朵媽來說，如果能時光倒流，去和當年那個愛吃甜食到自己開甜點工作室、沒事就會小酌幾杯的她說，未來的自己會習慣

甚至喜歡上這樣的飲食方式，過去的她應該是完全無法接受，也完全無法想像的。

但轉變的契機確實能在一念之間萌芽。

我們的改變絕不是單一的巧合，全世界有成千上萬至百萬人，都因為醫療靈媒資訊重新定義自己的飲食習慣，放下對健康有害的「美食」，愛上真正能改變生命的好食物。

✧ 樂趣（pleasure）VS. 快樂（happiness）

一旦靜下心來，仔細檢視當下盛行或從小陪伴自己到大的「美食」，經常會發現這些東西是會為我們帶來「樂趣」（pleasure）的不健康食物。這些「樂趣」正是對即時刺激產生的反應，會啟動我們腦中的獎勵路徑，直接帶來享受或滿足的感覺。

例如，富含油脂的食物會刺激大量腎上腺素分泌，因為血液中的脂肪需要這種激素幫忙分解，因此讓我們產生舒適放鬆的錯覺，認為自己吃了很棒的食物。這也是美食經常成為人們極大「樂趣」的原因，請回想吃下一塊誘人的巧克力蛋糕，或最喜歡的快餐時的感覺。這些食物通常被刻意設計為能讓人得到最大樂趣，因此含有大量脂肪、糖分或鹽分，同時被加入更多能刺激味蕾，讓人想吃更多的食品添加物。

然而，由這些食物獲得的生理性樂趣往往是短暫的。一旦即時的體驗結束，樂趣就會消退，甚至可能產生負面感受，例如罪

惡感，認為自己必須做些什麼來彌補，或後續感到身體不適。且長期攝取這些能帶來「樂趣」的食物，必定將對健康造成嚴重影響。更何況，貪圖從這些「美食」獲得的短暫「樂趣」，卻因此必須付出長期代價，這種行為是否和酒精、尼古丁甚至是毒品的「成癮」，相差不了多少呢？

相反地，學會追求由良好習慣與健康為出發點的「快樂」或「幸福感」（happiness），這種更深層、持久的正面狀態，除了能讓我們擁有不同的感官體驗，身心靈也將更健康。

比方說，在想吃薯條或鹽酥雞時，改為選擇一個新鮮的脆蘋果，雖然可能不會獲得同樣即時的強烈樂趣，但長遠來看，絕對能在更多方面獲得幸福感。首先，就身體層面而言，蘋果提供了支援身體健康的各種營養素，像是幫助消化的纖維和支持免疫系統的維生素 C，以及醫療靈媒強調的天然蔬果中的「活水」，都能確保身體在進食後感到舒適與滋潤（一個不夠的話就吃兩個！）。其次，就心理層面來說，認清事實、做出符合長期健康目標的選擇帶來的成就感（戰勝誘惑）及自我照顧感（哇，我很愛我自己！），絕對有助於維持長久的幸福感。

只要持續做出更多更好的飲食選擇，更舒適的身體狀態，如充沛的能量、消化功能的改善等能明顯觀察到的正向改變，將進一步教會，且讓我們更清楚自己想追求的「快樂」究竟為何。也請別擔心，建立這樣的健康飲食習慣並不代表就此將失去「樂趣」！一旦身心重回健康的運行節奏，味蕾擺脫了各種人工調味

的枷鎖，腦袋將不再錯把短暫的享樂視為真正的快樂，讓人耳目一新的、更全面的味覺旅程也將開啟。

蘋果依舊是蘋果，但為你開啟的全新感受，將讓你懷疑自己以前吃的簡直是假蘋果！聽起來很不可思議？這卻是眾多醫療靈媒實踐者毫無疑問的共同心聲。

✧ 你的嘴，不一定只歸你管？

當我們想改變狀似簡單、觸手可及，不就是張嘴咬個幾下的飲食習慣時，卻將經常面臨各種比八點檔還狗血、比漫威的反派角色還蠻橫的離奇考驗。自身面對飲食轉換的煎熬及社交壓力不說，最大的阻力往往來自最親近的人：伴侶、父母、長輩，甚至是親近的朋友或閨密，也可能會有各種刁鑽的質疑或批評。輕則看一次唸一次「蔬果寒涼」「蛋白質不夠」，嚴重的還會認為你根本失心瘋，直接引發家庭革命。

如同前面提到的，「吃」這件事並不如想像中單純，除了營養補給，還涉及了許多社會與文化的認同，以及各種晦暗不明的情緒關聯。比方說，多年一直以「媽媽的味道」自豪而苦心準備餐食的母親，突然發現小孩不再喜歡、誇讚，甚至不再吃自己的拿手好菜，會遭受多大的打擊？或是伴侶間最大的興趣，就是每天找平價美食吃吃喝喝，出國旅遊更是不會放過各種大啖異國料理的機會，「結果你現在跟我說以後我只能自己一個人吃！？」諸

如此類的反應，其實都是可以預期的。

　　在理性層面，很多人被質疑時經常難以反駁對方口中的「正常飲食」，不知該如何回應。如果你發現自己的舉證或邏輯論述能力不足，無法直接提出反證或質疑，我們會建議你多參考醫療靈媒系列叢書或其他相關書籍，醫療靈媒資訊大部分都能與「植物飲食科學」相互印證，或是多在網路上爬文，都能讓自己更善用這些知識。

　　在情緒層面我們也經常聽到，許多人面臨的是身邊人由於情感上不接受，一提到這類資訊便一概不聽。如果遇到這類情形，可能需要好好檢視彼此的關係，也許是出於長年互動磨擦的累積，或是已經習慣了寫好的劇本般的角色互動，造成關係已經長久失衡；又或者，也許是你的改變觸發了對方不自知的不安全感。這都需要我們抽絲剝繭，用心找到情緒浪潮下隱藏的關鍵。這些挑戰並不輕鬆，但隨著時間和努力，不會永遠無法改變的。

✧ 療癒是愛自己的方式

　　忙碌的你是否經常被自己或身邊的人提醒「要多愛自己一點」？而也想更愛自己的我們，又是怎麼做到或忽略這件事的？強大的廣告商和他們的大企業客戶，總有辦法說服我們幸福是如何唾手可得，手機按幾個鍵，錢就會變成我們喜歡的樣子，快速帶來各種即時的滿足。

於是，「愛自己」常常被簡化為一雙鞋子、一件衣服、一瓶好酒、一頓大餐，或一趟夢幻旅遊。上述事物都能帶來歡樂，但這些樂趣真的是愛自己的正解，人生的終極目標嗎？或者其實比較像隨手貼上的 OK 繃，透過迅速掩蓋傷口假裝歲月靜好，但問題真的能就此解決嗎？

不記得是從哪裡聽來的說法，但我們兩個都相信，真正的「愛自己」應該像是把自己當成「最愛的孩子＋最理想的父母」：往已知最正確的方向給自己最完整的愛，仔細聆聽自己的聲音，並堅定、溫柔地引導自己走向幸福。

因此，當「小孩」吵著要吃掉一整桶冰淇淋，或是大醉一場來撫慰一天上班的辛勞和委屈，「父母」會知道如何拍拍小孩的背，給予擁抱和溫暖的話語，並讓他好好吃一頓對健康真正有益的餐食，舒舒服服地睡上一覺；或是，當「父母」為了生活、工作或任何目標過度努力而忽略家庭關係，「小孩」能直率地表達自己需要被愛、被理解的需求，彼此坦誠，展開稍作停歇、重整腳步的契機。

我們認為這才是真正「愛自己」的方式。

✧ 生病不是你的錯

有任何慢性病或身體症狀本身就會造成生活上的困擾，讓一切難上加難的是我們還不斷責怪、怨恨自己。而我們想讓你知道，

這絕不是你的錯——安東尼一直提醒我們：人不會「吸引」自己的疾病，這不是我們的錯，也不代表我們不好。

這個世界是這樣運作的：不論如何努力，壞事還是可能發生在好人身上。但我們確實可以突破這些困難。

總被告知是身體出了錯才導致自我攻擊，將疾病和過錯推到自己身體的說法，尤其在療癒期間，將讓我們對健康和生命的主控權非常消極，同時也失去相信自己的力量。外在的負面聲音和對自己的不當評斷都會傷害我們的靈魂，如果你認為身體在拖累你，請一定要知道：身體不會背叛我們，身體總是很努力地工作，它永遠會無條件地愛我們，是我們的最佳守護者。它會一直支持我們，也知道我們想痊癒。因此，請持續給身體真正需要的各種營養，讓它幫助你越來越健康；請告訴身體你想療癒，你知道它一直在照顧、聆聽著你，你知道你的免疫系統和器官、腺體每天都在為你戰鬥。

語言是深具力量的，因此自我對話很重要，請多多對自己和身體說充滿慈悲與愛的話語。「我一定會好起來，我可以讓身體好起來！」為了療癒，我們的身心靈都必須清楚知道這點。身體會永遠無條件愛著我們，但它也需要時間擺脫入侵者。只要提供身體真正需要的元素，包括正確的食物、營養以及排毒方式支持自己，療癒就會發生。

無論你是否有信仰，是否曾請求神或更高的力量幫助自己度過難關，都請務必告訴自己：我一定可以好起來，我值得一個美好

的人生。

✧ 善用醫療靈媒的冥想及精神上的療癒資源

在地球上生活本來就不簡單，我們的內心或靈魂難免會受到傷害或打擊。醫療靈媒系列叢書除了提供飲食方面的建議，也分享了許多療癒身心靈的冥想方式。除了天然蔬果的療癒，這些冥想能幫助我們溫和地釋放內心的負面能量，在療癒時修復身心、找到平靜。

不過，和許多「新時代」或靈修大師不同的觀點是，安東尼認為情緒或靈魂的創傷並非各種症狀的主因，比較像是觸發身體原有潛在問題，如同病原體與各式毒素般的存在。情緒及靈魂的創傷或壓力，會讓免疫系統／腎上腺及身體的其他防衛機制筋疲力盡，進而觸發體內原有的問題。如果無法適當釋放，便很容易開始以不健康的食物或其他有害健康的方式尋求慰藉，後續陷入惡性循環。因此，衝動想吃某些不健康食物時，除了可能是體內的病原體作怪之外，也可能是我們壓抑情緒的一種表現方式。

透過醫療靈媒系列書分享的各種冥想，能幫助我們深刻且有效地釋放負面情緒與創傷。而在我們的 podcast 節目中，也可找到這些冥想和療癒技巧的中文版喔！

✧ 療癒需要時間

當我們開始實行這些強大的療癒，讓身體得到真正需要的養分時，有些症狀可以很快獲得改善，但有時就是有少數症狀陰魂不散（特別是神經性症狀），讓人十分困惑，開始懷疑自己。這時，我們經常會關注最終目標或最負面、糟糕的部分，卻忽略了過程中每個真實發生的微小進步。

有症狀陰魂不散或時好時壞並不代表療癒無效，可能只是發生在我們沒注意到的地方。身體療癒有自己的優先順序，會先從最重要的器官與組織開始，不一定會從我們最在意的症狀展現。同時，我們執行的所有療癒工具，都有助於身體原有的各種症狀免於惡化、避免其他的症狀連帶爆發，或正在修復造成該症狀的更深層原因。沒有這些療癒和平衡的話，情況搞不好會更糟！

療癒絕對是一段需要耐心的過程，事實上，許多致病原因都是從小甚至是出生前就開始累積，直到最後身體超過負荷、健康的天秤傾倒，症狀就出現了。這些長年的積累當然並非幾天或幾個月就能完全清除，所以，請記得在療癒中「時間」也是很重要的配方！

✧ 知識是光明，不是恐懼

不少人在得知日常生活中各種與食、衣、住、行相關的產品、

食物或補充品，像是美妝日用品、香水洗衣精、通過 X 光的行李箱或電解水等，原來都充滿毒素或對健康有負面影響後，會因此陷入焦慮，覺得在這個世界似乎不論去到哪裡、做了什麼，都將充滿灰暗與恐懼。

然而，不管我們知不知道，都不會改變它們傷害身體造成症狀的客觀事實。我們或許無法控制那些不屬於我們的外在力量、他人的自由意志或世界的黑暗面，但我們能控制如何對待自己的身體，讓身體幫助我們對抗會傷害我們的一切。利用醫療靈媒資訊，我們可以了解人類正面臨哪些威脅，盡可能避免或減少接觸它們，以及幫助身體療癒和排毒。如果我們對這些因素視而不見，就將失去療癒甚至預防未來疾病的機會。

許多人從小就飽受慢性疾病之苦，無法好好享受人生，大半輩子都負面消極地與之共存。然而，即使現階段身心狀況還不夠好，只要知道自己就擁有讓自己痊癒的能力，就能為內心帶來更多自由和平靜。而實際去做這樣的療癒，更讓許多實踐者包括我們自己都有這樣的感覺：**第一次這麼深刻和真實地感受到，身為一個健康的人是什麼感覺**。也因此讓我們重新找回失去許久的人生，找回與心愛之人同樂的幸福，重新享受人生的各種美好與樂趣。

了解引發病症的真正原因、學習與運用療癒工具、幫助身體找回健康，都是能讓人充滿力量及改變生命的事。療癒的旅程能幫助你找到感恩的力量，找到真正愛自己、相信自己並壯大人生使

命及堅韌的力量。

　　許多人都從生病臥床、被各種身心症纏身等似乎毫無希望的狀態下，成功地找回自己的健康和人生。正如安東尼所說，這個過程就是一個靈性體驗！它能推動我們的成長、觸動我們的靈魂，讓我們的靈魂因此不同於以往，從灰燼中重生，發揮上天給予我們的無限潛能！

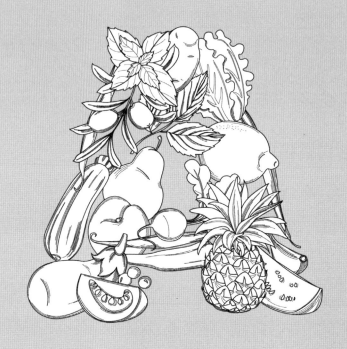

第 3 章

✦

凡事起頭難（嗎？）

療癒旅程一開始常見的各種障礙、
迷思與妖魔鬼怪

一旦下定決心想好好照顧自己，我們腦袋裡的各種念頭、疑慮，以及來自周遭的各種質疑和不理智的誤解，常常讓療癒變得困難重重。這時候，如果對這章節涵蓋的資訊有一定的熟稔，必定可以讓不少問題迎刃而解。

✧ 蛋白質攝取不足，這樣好嗎？

剛開始聽到要吃大量蔬果時，很多人的第一反應就是：蛋白質該怎麼辦？又或者，你已經開始這樣的飲食方式，卻常常被身邊的人以蛋白質為題質疑你的飲食內容。以下幾段正是為了這個議題而寫。

相較於本書其他章節，這些內容或許較為生硬，資訊也較複雜，但我們相信，如果質疑你的人（或是你自己）真的想了解的話，這裡的資訊及附注的各種資料都可以派上用場，幫你省下許多搜尋整理資料的時間。

首先，如同安東尼本人和許多知名學者經常強調的，人體對蛋白質的需求並沒有想像中那麼多。幾十年來，全球政府機關宣導關於蛋白質的認知幾乎洗腦了每個人，加上近來運動健身風氣盛行，相關產業的推波助瀾與炒作，高蛋白食物和補充品市場年年擴大[1]，讓蛋白質簡直成為改善一切身體症狀和健康的唯一解答。

但現實卻不是那麼一回事。

隨著大家蛋白質攝取量逐年增加[2,3]，各種慢性病患者不減反增，包括心血管疾病[4]、糖尿病[5]與癌症[6,7]等，連哈佛大學與聯合國世界衛生組織[8,9]都在大聲疾呼要審慎看待不斷上升的罹癌比例。

尤其現在的飲食選擇相較於過去更多元化，從一早起床的火腿蛋三明治或蛋餅，中午再來份雞腿滷蛋便當，或是運動後的水煮蛋、雞胸肉和高蛋白粉，晚上再吃點魚肉、牛排或豆腐等，都能確保身體攝取充足的蛋白質。在台灣及眾多已開發國家，幾乎不曾聽聞有人發生「蛋白質缺乏」的情況，同時，許多癌症或慢性病患者還會被特別叮嚀要多攝取含有大量優質蛋白質的補充品（但這些補充品往往含有許多人工添加物、香精、芥花油等發炎物質）。照理說，隨著蛋白質選擇的普及與蛋白質攝取量的提升，大家都應該越來越健康才是，但結果卻極其有限。因為除了被奉為圭臬的蛋白質外，我們真正需要的是更多存在於天然蔬果中的天然糖、維生素、礦物質、植化素、抗氧化物與胺基酸等。

許多營養研究都指出，動物性蛋白質實際上不利於健康：肉類加工製品和蛋、奶都會增加像是血液性癌症、乳癌、卵巢癌、攝護腺癌等癌症風險[10-19]；中醫裡也有吃肉導致身體軟弱，蛋、奶傷脾胃等論述[20,21]。不管是動物性蛋白質或植物性蛋白質，攝取量過多都可能產生氨中毒與腎臟問題，或是體重增加、肝功能下降、心血管疾病、罹癌率增加及胃腸疾病等各種問題[22-25]，可能產生的症狀也包括腎結石、胃食道逆流、胃痛、脹氣、便

祕、口臭、體臭和蛀牙等。

　　人體機制是非常複雜的，並非只是單純的「熱量進、熱量出」，或是「吃進蛋白質就會完整的吸收然後長出肌肉」。被評比為「世界最好的醫療機構」第一名的 Mayo 醫院也澄清過，絕不是攝取大量蛋白質就能長出肌肉！還需要運動的刺激才能達成。但大多數人都攝取了超過身體所需的蛋白質，而過量蛋白質會轉換成脂肪儲存，導致血脂升高與心臟疾病。加上許多高蛋白質食物的總脂肪和飽和脂肪含量很高，為腎臟帶來的負擔，更可能為患有腎臟疾病的人帶來額外的風險[26]。

　　事實上，光是「代謝」這個主題，就有好幾本不同的教科書可以討論，單純的克氏循環並不足以解釋一切。正如 T・柯林・坎貝爾博士在《救命飲食2・不生病的祕密》中所說：「人體百兆個細胞內的代謝效應如同龐大的迷宮，營養一旦進到人體內，就會在迷宮內彼此影響，也會和食物及其他化學物質產生交互作用，著眼於單一反應或機制都不足以說明個別營養素的影響。每一種養分透過錯綜複雜的反應路徑，意味著可能牽連到許多健康和疾病的後果，而營養簡化論中一種養分與一種疾病對應關係的論述，雖然廣為人們所接受，但完全不正確。每一種和營養素類似的化學物質，進入複雜的反應系統之後都會引發漣漪效應，影響各種代謝。我們每吃一口食物就可能有幾萬甚至十幾萬種的化學物質同時進入代謝庫。因此，對於食物的選擇和考量，絕不能一廂情願地只看單一元素。」

而天然蔬果中，除了也有提供肝臟建造人體可利用蛋白質所需要的胺基酸外，也能幫助肝臟更健康，進而增進轉化合成人體蛋白質的效率。因此，只要攝取充足的蔬果至足夠的熱量，基本上都不須擔心蛋白質攝取不足。在《救命飲食 3.0・越營養，越生病？！》中也有提到，理想的飲食熱量來源應有八成為非精製的健康碳水化合物、一成來自脂肪，最後一成來自蛋白質。降低蛋白質攝取量也有助療癒帕金森氏症 [27]、腎臟疾病及癌症 [28,29]。其他植物性營養學，像是麥克・葛雷格醫師的《食療聖經》和尼爾・柏納德醫師的系列書籍，也都有分享類似概念。

　　世界及台灣有非常多人，包括我們自己，都以這樣的飲食方法幫助身體越來越健康，並成功逆轉許多慢性症狀，其中也包含許多健身愛好人士與職業健美選手。雖然還不是主流，但這樣的風氣正在健康地蔓延，一點一滴帶來正向的改變。當然，一定要提到的就是實行醫療靈媒飲食法多年的網球球王諾瓦克・喬科維奇！如果還有「不吃肉會不會蛋白質不足」這類的不安或懷疑，不妨就想想他吧。

✧ 這樣吃，營養夠嗎？

　　有趣的是，當人們吃著各種「傳統食物」和加工製品時，很少擔心自己營養缺乏；但開始攝取更多新鮮蔬果、不吃垃圾食物之後，卻經常開始擔心會營養不足。

依照《醫療靈媒》和植物營養學觀點，大家習以為常的傳統中式或台式飲食，常常都是過度烹調。煎、炒、煮、炸和長時間燉煮，基本上都會讓食物中的大部分營養素消失殆盡，甚至出現自由基與致癌物。所以吃進食物和熱量並不等同於吃進營養，吃飽吃滿也不代表身體真正覺得足夠。

　　我們都知道，身體必需的營養素有葡萄糖、微量礦物鹽、維生素、B12 特定的胺基酸水分、抗氧化物、特定胺基酸、礦物質、植化素、輔酶、生物鹼、花青素、抗病毒還有抗菌的化合物及各種植物多酚等。而三餐外食，飲食中充滿精製澱粉或所謂的充滿脂肪的「美食」，要叫人如何獲得這些營養呢？尤其當你去到超市或超商，看到裡面販賣的食物的成分表上，列出的許多莫名無法完整唸出來的人工添加物，種類甚至比族譜還長時，真的可以想想，除了暫時方便止飢之外，這樣的飲食還能帶來什麼好處呢？

　　此外，我們也常被灌輸「個別攝取」這些營養素的重要性，卻不喜歡從全食物中攝取。這類過於簡化的營養理論，將讓人出現「從營養補充品攝取營養就好」的想法，好像吃幾顆膠囊，一天的營養素便已足夠，其他時間就可以吃任何想吃的食物。

　　布萊恩・克萊門博士在《保健食品的真相》中便提到：「從天然食物中所攝取的營養素，和化學合成的營養素有大大的不同：儘管我們有著豐富的營養學知識，科學家們仍缺乏能力去觀察和了解營養素的真正作用，量子科學數據指出在這些重要的維生素

結構中和周圍存在著許多輔因子，對於營養素本身的正常運作是絕對不可或缺的。這些微小的輔因子具有的重要營養價值可能不亞於維生素本身……少了這些輔因子，維生素和礦物質就無法正常發揮功效，這也是為什麼分離出單一人造化學保健食品，無法提供人體所需的養分，更糟的是它們甚至還可能減弱免疫系統。天然維生素的自然分子結構沒有受到人工處理的過程干擾，得以保持輔因子的結構，因此是最有效的營養素。」[30]

同樣地，「一顆蘋果在我們體內所發揮的功效遠超過以藥丸攝取到蘋果的已知營養素，整顆蘋果遠不只是各個部分的總和，然而營養簡化論的世界觀卻讓我們不再注重食物本身，只在乎裡頭的營養素。[31] 而人體對於來自蔬果中的全食物營養吸收率會比化學合成營養高上非常多[32,33]，新鮮蘋果中的天然抗氧化物也比膳食補充品還有用得多。[34]」

以《醫療靈媒》分享的綠色蔬菜為例，它含有珍貴且必要的礦物鹽，以及碘、鎘、硫化物、鎂、鈣、鉀、二氧化矽、錳和鉬等（微量礦物質和有毒重金屬是不同的喔！），同時富含維生素A、維生素B、葉酸、對抗疾病的生物鹼、能療癒內分泌系統的微量營養素，以及特有的葉綠素及胡蘿蔔素。這些獨特營養素的協同作用，能為身體所有系統提供營養，幫助對抗病毒、細菌和黴菌，是非常重要的健康基礎。

因此，請不要害怕讓飲食變得更乾淨，不要害怕離開那些無法療癒身體的食物。如果毫無頭緒不知從何開始，請記得：水果、

綠色葉菜、根莖類食物永遠是你的好朋友！但同時也要確保熱量
攝取充足喔！

✧ 不吃蛋奶，鈣質要從哪來？

「大量攝取鈣質，才能保護骨骼強壯、預防骨質流失」這樣的
話或許你也聽過，美國官方機構建議的鈣質攝取量為每日 1200
至 1300 毫克，大幅超過不吃乳製品且鈣質攝取較少的國家（每
日建議量是 400 至 600 毫克），但後者國人平均罹患骨質疏鬆症
的比率反而較低 [35]。最近一項研究也顯示，德國、日本、中國、
印度等其他乳製品和鈣質補充資源豐富的國家，民眾罹患骨質疏
鬆症的比例也是名列前茅，[36] 同樣的情形也發生在芬蘭、瑞典、
挪威等北歐國家 [37]。如果乳製品真的是鈣質的最佳來源，這些國
家罹患骨質疏鬆症的比例就不應該這麼高不是嗎？

這是因為骨質疏鬆症和鈣質流失是身體長期酸化的結果 [38]，
往往是由從小到大的生活習慣、飲食和各種毒素累積造成，乳製
品和鈣片無法有效預防這種情況。身體為了維持血液的酸鹼值、
避免酸中毒，酸性物質過高時，身體就會從骨骼及牙齒中釋放儲
存的鈣質，以維持血液的恆定 [39—41]。當身體需要的鈣超過飲食
來源的攝取量，鈣質就會持續從骨骼中被釋出 [42]，這也是現代
社會常見的問題：明明奶製品或鈣片都沒有少吃，鈣質仍然持續
流失，年紀一到便出現骨質疏鬆或牙齒崩落的問題。而市面上常

見的鈣質補充品來自碳酸鈣，這是存在於粉筆、牡蠣殼、珊瑚岩層、雞蛋、其他非有機沉澱物和非生物礦物來源的成分。這些鈣質的來源並非有機的天然食物原料，因此不管它們是由何種行銷手法推銷給消費者，都難以滿足身體的營養所需[43]。

不論是銀髮族還是成長中的孩童，都可以從蔬果，尤其是柑橘類水果中，攝取高生物利用度的鈣，這不僅有助於增加健康的鈣質攝取，同時還能減少各種酸性物質對身體的耗損。如果很擔心自己鈣質不足，很重要的一步是避免各種酸性食物，像是咖啡、醋、奶製品、高脂肪食物及生活中的各種毒素，並攝取更多鹼性食物、從蔬果中攝取鈣質，這些正是維持健康骨骼及牙齒的重要方式。

最後我們想補充一點：更年期女性不一定會罹患骨質疏鬆症。

事實上，骨質疏鬆症需要數十年的時間累積流失，因此會在女性到達某個年齡時才顯現出來。醫學界將這種巧合誤認為因果關係，認為是女性體內的雌激素分泌降低導致骨質流失。但事實上，骨質疏鬆症在更年期前就已經開始醞釀。牙齒的崩落也是一樣，有人執行醫療靈媒飲食後便開始牙齒崩落，便會懷疑是不是由於飲食中的鈣質攝取不足，還是缺乏奶製品的攝取、檸檬傷牙齒等，真正的原因卻是從小到大數十年礦物質流失的累積。

✧ 這樣的飲食會不會太「寒涼」？

其實，中醫也並不總認為蔬果是寒涼的，像《上醫養生法》的作者李宇銘醫師就提出，蔬果類等生食食物並非比較寒涼，相反地，也並非煮過加熱的食物就不寒涼。並沒有科學根據能證明蔬果是「寒涼」的，這純粹是種主觀臆測。

而常見的各種「寒涼」症狀，其實都和身體本身的不健康或毒素、病原體有關，這也是為什麼許多人開始嘗試 MM 飲食後能改善全身的血液循環，不再出現手腳冰冷、畏寒、大便稀軟、頭暈、經痛、生理期不順、倦怠乏力等症狀。事實上，尤其是女性生理期時免疫力下降，更應該提高這些療癒食物的攝取。有廣大的女性實行者都因此改善了長年的經期不適，如果不是真的有效，包含我們在內的許多人，也不會長年持續做下去。我們家不論季節，每天早餐都是「檸檬水、西芹汁、（冰涼的）重金屬排毒果昔」，但就算是冬天，我們的手腳還是比大多數人暖。

那到底能不能吃「冰」呢？這當然要看冰的內容囉！如果是充滿各種精製糖（包括砂糖、高果糖糖漿）、各種人工添加物和調味劑、色素，以及會餵養病原體的奶製品（包括奶精、煉乳）等一般市售冰品，確實一點都不推薦。但如果是水果製作的自製無添加冰品，或是冷凍、冷藏的水果，就不需要太在意。就像冬天想喝熱湯暖身一樣，當天氣炎熱或身體想降溫時，吃冰是很自然的渴望，在三十七度高溫下還堅持喝熱水反而不自然。

當然，我們都需要依照自己身體的個別情況判斷，不應該只聽別人說這樣做好或不好。如果是因為感冒造成氣管或支氣管發炎敏感，這時冷空氣或冰涼食物就可能加劇咳嗽和不適。同樣地，平常吃的食物，像是蛋、奶、麩質、玉米、大豆、豬肉等，其實都比吃「冰」還容易餵養病原體，可能導致咳嗽或各種症狀。而世界上除了華人社會之外，其實都沒有「吃冰傷身」這樣的顧忌，連鄰近台灣的日本，不管春夏秋冬都會喝冰冷（非室溫）的水，健康情形卻未必因此受影響。所以這一題，聰明的你會怎麼看呢？

除了食物的寒涼，我們也想釐清大家對於「生食」的迷思。

講到生食，不免很多人會聯想到寄生蟲問題。李宇銘醫師在書中就提到，顯而易見的菜蟲和肉類的寄生蟲是兩類不同的蟲，菜蟲不會寄生在人體，而動物的寄生蟲難以在蔬菜上存活。我們的胃酸就是高濃度的鹽酸，可以初步分解掉吃進去的蛋白質物質，當然也就包含了菜蟲蟲卵，不論是生的或熟的。當然，確實有些寄生蟲可以在我們的身體裡生存，這類案例其實已經相對少見了。再者，即使真的不小心感染，處理方式也不難，特別是和常見的「食物中毒」比較，而食物中毒則更少涉及徹底清洗過的新鮮蔬果。

安東尼也曾分享過，生食任何「動物性製品」都是非常危險的事。動物死亡就代表身體正在腐敗，會滋生非常多細菌，生食的話就容易吃下其中的寄生蟲，所以喜歡吃生魚片和半熟肉品的

朋友們一定要小心。常見的寄生蟲來源多半是未煮熟的牛肉、豬肉、羊肉等生肉，以及蛋和人工飼養魚，而不是新鮮蔬果。

✧ 台灣的水果不會太甜嗎？ 會不會引起糖尿病呢？

水果富含許多必需營養素、礦物質及抗氧化物，能幫助我們有效減緩老化及提供療癒和滋養，對人類的生命力非常重要。

水果中的糖和人工精製糖不同[44]。水果是療癒身體最重要的食物之一，富含帶有生命力的水、礦物質、維生素、蛋白質（胺基酸）、脂肪（脂肪酸）、微量礦物質、抗病毒和抗細菌化合物、酶和輔酶、植化素、纖維素、抗氧化物、對抗疾病的果膠，以及一小部分的天然糖。哈佛醫學院就主張「葡萄糖」是身體能量的主要來源，而大腦的許多神經元和神經細胞對於能量的需求又最大，可以使用了幾乎一半的體內總糖類能量[45]。大家可以想想：醫院的點滴及營養輸送液，為什麼不用脂肪也不用蛋白質，而是葡萄糖呢？

其次，不論在台灣或是全世界的糖尿病患者，難道都是只吃大量水果而罹患糖尿病的嗎？又或者，他們的飲食中根本鮮少有生鮮蔬果吧？因此，我們要特別聲明：此糖非彼糖！醫療靈媒系統中提到的糖是指來自天然蔬果、生蜂蜜、楓糖和椰子水中的天然葡萄糖等。這和被視為健康大敵的各種人工精製糖／果糖，和

相關的製品是完全不同的。各種人工精製糖製品（包含基改的高果糖玉米糖漿），常常也會伴隨大量會引起胰島素阻抗的脂肪，「油＋糖的組合」再加上阻礙健康的蛋、奶、麩質、芥花油、化學添加物等。看看超商零食、各種銷魂美食、含糖飲料、速食和甜點，我們就可以知道，這些高脂肪的含糖食物被視為健康大敵是再合理不過了[46]。

同時，歷年來也有許多醫學研究了證實水果能為健康帶來許多好處。可以降低心血管疾病[47-49]，減少罹癌率[50]和第二型糖尿病[51]，以及幫助減重[52]。水果的天然糖會和營養素結合，將營養送入細胞中，如果沒有這些天然的糖，任何營養素都沒有辦法進出細胞。水果富含了許多必需的營養和抗氧化物，可以有效減緩老化並提供我們療癒和滋養，對於我們的生命力來說非常重要。如果缺少了其中的抗氧化物和各種營養，肝臟和大腦便無法好好運作，最後可能會充滿毒素。有些特定的水果，像是香蕉、野生藍莓、蘋果、木瓜、芒果還有紅火龍果，甚至可以說是陸地上最強大的天然病毒摧毀者喔！

其次，不少人會混淆「品種改良」和「基因改造」兩件事，認為台灣的水果越來越甜，是不是都被「基改」了！？「基因改造」是指生物的遺傳物質被以非自然生殖的基因操作技術改造，但其實要種出更好吃、香甜的水果，只要挑選表現優良的品種繼續栽作、培養，利用優生學的自然生物概念，就能培育出品質良好的下一代。而水果會越來越甜，和市場取向也有很大的關係，

由很多水果攤掛出「不甜免錢」這類標語就知道，很少有人會故意挑不甜的水果買吧！

✧ 面對周遭質疑的聲音

不管在國內、國外，許多嘗試醫療靈媒方法的朋友，都會遇到來自親友、同事，或自認是權威的專家、路人的各種合理或不合理的質疑與批判，且提出質疑的人也並不總是處於能理性交流或願意聆聽思考的狀態，都讓溝通顯得異常困難。

新手們光是療癒自己的各種身心問題就夠忙了，如果還要面對來自周圍不友善的話語，確實可能讓人沮喪到想直接放棄。這讓人想起選舉季節，部分提不出有效正面政見，只是重複攻擊、抹黑套路，用一貫跳針式的空洞說詞敷衍大眾的候選人，這些不善良也不具建設性的話，我們真的有必要聽進去嗎？遇到不理性也不願意暫時放下成見互相理解的人，我們真的有必要跟著失去理智嗎？在為身體選擇各種健康的有形食物時，我們是不是也要為自己的心慎選有益的無形食物呢？

很多時候人們會舉著「科學」的大旗，揮舞各種研究數據或實驗報告，說著連自己都一知半解的理論，試圖說服你繼續維持舊有卻有害的生活方式（讓人難過的是，他們多半都覺得自己是一片好意）。而更多時候，這些「科學證據」實際上只是片面且尚未證實的假設或未完成的實驗，甚至是包裹在科學或醫學外衣下

的商業企圖。這一切對於有心想弄清楚，特別是健康已經出狀況的人來說，真的不是一件容易的事。

但醫療靈媒的資訊並不是反科學的。即使「靈媒」兩個字讓人覺得很不可思議，安東尼主張的各種資訊卻是經過數百萬人實證的。這些群體中，甚至有很多人是經歷各種慢性病，在各大醫院進出、在各種主流及另類療法間徘徊，耗盡心力與財產卻多年不得其解，最後終於因為醫療靈媒的資訊而重獲健康。醫療靈媒資訊不是從實驗室裡以統計學精算出來的片面結果，更不是為了販售新藥強行被拼湊起來的理論，它是一個可以複製且能客觀觀察到的結果。況且，許多醫療靈媒資訊也與純植物飲食的醫學研究不謀而合。

如果將醫療靈媒資訊極致簡化，它的核心就是：盡可能避開一切加工食物，遠離各種化學傷害，降低不必要的油脂攝取，減輕各種消化負擔，善用各種有益的天然蔬菜水果。

就是這麼簡單的道理！但光是這樣做就能大幅度改善身心健康，而且再「科學」不過了。只可惜在現今資訊氾濫的社會，許多時候我們的理智都會被未知和恐懼淹沒，在群體裡，許多的「不同」也都可能被當成非理性攻擊的理由。

✧ 是飲食限制還是更多的自由？

談論到「飲食限制」，我們想和大家分享朵媽朋友 Matt 的一

番話。

Matt成功利用醫療靈媒資訊療癒了各種身心症狀和妥瑞氏症，他曾說：「大量蔬果的飲食給了我遠離慢性疾病的自由，真正限制我的，反而是過去的飲食和生活方式。我當然可以自由地吃任何我想吃的東西，但是我知道過去那些食物無法讓我健康，也無法療癒我。我想，每個人都必須選擇自己想要的自由。」

我們非常認同他這番話。即使知道光靠藥物無法根治症狀，但由於被告知這是唯一的選項，很多人還是被困在疾病、診間和藥物之間。症狀發作時就無法正常或盡情生活、做自己想做的事，而這一切就像是一場猜謎遊戲，無法確定這次能不能有所改善，也不知道到底為什麼會出現症狀，或是該怎麼樣才能好起來。這種無力感會侵蝕我們，久而久之，甚至會讓我們認為這些苦難是理所當然的，疾病痛苦是我們必須逆來順受的。

有個真實案例，雖然有點極端，卻很符合這個主題。有位癌症患者，即使身體需要真正的養分，卻三餐都只想吃麥當勞！身邊親友想讓他吃健康一點，因此限制他吃麥當勞的頻率，患者卻認為這對他來說是很嚴重的飲食限制。但是這樣的「限制」，難道不是在幫助他讓自己更健康嗎？有了健康的身體才能不被局限在小小的病房中不是嗎？

在社群中，最常見的過來人心得正是即使剛開始覺得受限，熟悉、上手後卻發現每天的蔬果選擇多到吃不完！而且，更健康的自己開始能完成許多以前辦不到的事，得到的收穫反而是前所未

有的自由和身心靈的健康、活力！

✧ 花費會不會很多？

提到花費，我們必須先提醒大家：由於每個人在身體條件、健康狀況、生活習慣、居住地、職業、收入等眾多方面的差異，被問到「執行醫療靈媒這套療癒方式會不會很貴？」這類問題時，我們還真是一言難盡。

舉例來說，依個人消費習慣不同，有機和自然農法蔬果的價格多半和慣行農法有差、有人對補充品的需求較大、每個人偏好的蔬果種類不同、在家做菜的頻率也不一樣……這些都會影響執行成本的高低，所以放之四海皆準的標準答案一定是不存在的。

不過即使如此，我們還是會分享自身經驗讓大家參考，前後對比讓大家看看，為什麼我們的答案會是很肯定的「不貴，反而更省了」，但每個人的答案還真的必須請大家自行精算了。

從剛在一起約會，到小孩出生之前，我們還真的過得很「匪類」。當然這是很主觀的，但就我們自己現在回頭看，當時的生活方式還真是驚心動魄，幾乎等於在「自殺」，所幸造成的傷害現在似乎還彌補得過來。當年占據我們消費最多的就是每週和朋友的聚會，一週至少一晚，一般來說會是兩或三晚。聚餐的餐費加上續攤、喝酒聊天到半夜當然花錢（雖然跟朋友一起的快樂時光是無價的），而且通常都是我們開銷中最大的一筆。非常保守

地估計，以一晚兩個人加起來三、四千塊來算，一個月在這類活動的花費至少就超過三萬塊。

這筆週末餐酒娛樂的三萬多塊，即使是在多年後物價不知道漲了幾輪後的今天，也足夠讓我們一家三口早、中、晚餐加起來吃上一個月。詳細清單就不寫出來占字數了，但基本上不外乎當季水果（例如一個禮拜一箱三十斤的有機香蕉，夏天則固定會買西瓜、芒果等）、地瓜、馬鈴薯、各種十字花科菜類與綠色葉菜等。而且我們家三個人的食量都算大，外食不常能輕易吃飽，加上對食材的要求，我們大概一個月只外食一次，所以花在食物的錢相對都能精準地落在吃下肚的營養上。

也因為這樣的生活型態和飲食方式，「交際應酬」這件事也被大大簡化了。拜社交軟體之賜，現在我們和家人朋友聯絡感情或交換訊息都能透過文字、聲音或視訊，大幅降低需要常常吃飯聚會的需求。即使真的需要出席必要場合，我們也因為飲食上的需求，通常會吃飽才出席，而身邊的人也都能理解，花費當然因此省下很多。除此之外，由於不菸、不酒、不熬夜，時間一到就準時就寢，社交娛樂的花費也接近於零。

簡單來說，即使是我們家這樣三人食量都超過平均值的家庭，轉換飲食型態改為自己料理全食物純蔬食後，也能因此降低花費，開心地簡單生活。

◇ 我已經很健康了，還需要療癒／排毒嗎？

人體排毒主要是透過肝臟、排泄尿液及糞便、汗水（只占非常少部分），以及女性生理期來達成。但光靠這些機制，並無法負荷工業革命後出現的各種人造毒素，包括重金屬、奈米級毒素、各種石化工業製造出的化學合成物，以及根據醫療靈媒所說的，二十世紀初以來被刻意製造的各種病原體。因此，原本功能類似過濾器角色的肝臟，最後卻成為吸收毒素的海綿和儲存容器。這些不斷累積的毒素和病原體，正是造成近代慢性疾病患者人數節節攀升的原因。

紐約健康基金會（New York Health Foundation）統計，成年人平均每天會接觸七萬種有害化學物質，這些毒素不只將累積在個人體內，也會遺傳給下一代。美國環保組織（Environmental Working Group, EWG）於 2005 年的一項研究就指出，新生兒的臍帶血檢測平均包含超過兩百種有害化學物質。安東尼本人也曾分享過，現今社會十個人中，有九個人的肝臟都處於功能停滯不前的狀態，這也是許多人中年後開始出現體重增加、腰圍增加、老化、三高及各種慢性病接踵而至的原因。

如果我們的生活方式和飲食內容會阻礙肝臟排毒，比如持續攝取大量脂肪、蛋、奶、咖啡、麩質、肉類、海鮮、鹽分、味精，以及不良習慣如抽菸、喝酒，再加上各種生活壓力及不當的「健康潮流」如斷食、生酮飲食、高蛋白、喝醋、咖啡灌腸、捐血

等，肝臟負擔只會越來越大！

　　基於以上因素，每個人必定都能藉由調整飲食與積極排毒獲得好處！

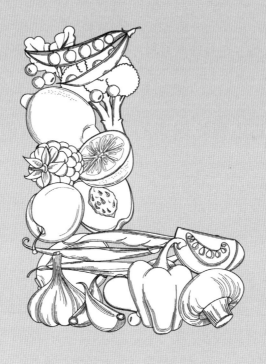

第 4 章

✦

打斷手骨顛倒勇

突破療癒旅程上的各種小關卡

開始療癒一段時間後覺得事情開始好轉，有時卻又感覺卡關，停頓在原地嗎？這個章節裡有許多 M 友們療癒生活中最常碰上的各式問題和應對方式。

◇ 頭腦知道要吃健康的，嘴巴卻想吃別的

這是很多人剛開始調整飲食的時候會遇到的難題之一，但其實，根據醫療靈媒資訊，當我們想吃某些食物時，都非常有可能代表著身體正缺乏某些特定的營養喔！

- 想吃餅乾、蛋糕、糖果等甜點與炸物：代表身體需要碳水化合物，這時就可以盡量選擇乾淨又健康的碳水來源，如水果、地瓜、馬鈴薯、南瓜、生蜂蜜、楓糖或椰子水等。
- 想吃鹹食：代表身體需要來自新鮮綠色蔬菜的礦物鹽，這時可以從西芹汁、檸檬、小黃瓜、十字花科蔬菜等各類新鮮綠色蔬菜獲得。
- 想喝咖啡或吃巧克力：代表身體缺乏礦物鹽、葡萄糖或電解質，同時也要注意腎上腺相關問題。
- 想以高油脂食物撫慰自己：代表身體除了缺乏熱量之外，通常還表示腎上腺需要更多的支持。

針對以上問題，飲用「重金屬排毒果昔」能帶來很大的幫助。

因為我們的味蕾神經和大腦，容易受到重金屬、味精、高鹽分及各種毒素汙染，持續排出毒素的同時多吃蔬果，能讓我們的味覺越來越靈敏，越能嚐出好食物裡的天然風味。許多常喝重金屬排毒果昔的人都會發現，自己對各種人工調味劑（包括食用油）的依賴竟然可以變得超乎意料的低，這也能進一步幫助自己更享受各種非常「乾淨」天然的飲食內容。

另外，在這個流行崇尚「低糖」為健康或減重法門的年代裡，需要特別強調的是，如同安東尼本人所說：「對糖有渴望不是弱點，這是人類所需，因為我們的大腦隨時需要葡萄糖。許多人最渴望的也是糖，而許多戒糖的人，最後都會渴望或開始吃糖。」而從乾淨又天然的健康糖類來源獲得的「糖」，和加工後所得到的化學製品「糖」，兩者之間的效果又是天差地遠，請記得一定要慎選。

✧ 想念以前吃的食物

在開始不吃某些食物後，除了味蕾的習慣和情緒上的依賴之外，按照安東尼的說法，常常病毒也會發出想進食的訊號，或是細胞正在釋放來自特定食物的陳年毒素，都會讓我們誤以為是自己想要吃的！這對多數人來說都是前所未知的新資訊，剛開始我們也覺得很不可思議，但這時候很重要的是，一定要提醒自己：這就是病原體在挨餓的訊號！（來人啊！這就是這一仗小小勝利

的時刻啦！病原體快要投降了！）這時，也可以參照上段提到的資訊，以各種天然、健康的補給來幫助自己度過這些滿布誘惑的昏暗時刻。

但是，如果真的真的很想吃，不吃會很痛苦的話呢？那，就吃吧，不需要有罪惡感或覺得自己失敗了。而如果吃過以後隨之而來的是各種不適的副作用，那也要提醒自己，這是自己所選擇的。上過這一課之後，下次就知道要怎麼辦囉。畢竟，療癒這件事一直都需要量力而為：盡可能保持心情輕鬆，在能力範圍內，誠實地朝自己的方向穩定前進就是了。加油！

◇ 外食不得不面對的真相：
成本、衛生與美味的人工調味料

在繁忙緊湊的生活裡，大家都越來越習慣各種快速現成的食品，或是會盡可能找尋可以縮短或節省準備和用餐時間的方式。也如同美國名廚愛莉絲・華特斯所說，現今速成的飲食文化，會有意無意地抹煞飲食的重要性，並不斷告訴大家不該將精力和時間浪費在煮菜和進食，因為世上多的是更重要的事等著我們去做。食品產業更是不停向大家灌輸繁重的烹飪是件苦差事，彷彿方便、快速就代表至高無上的自由。因此當我們認為準備食物是件枯燥的工作時，就會理所當然地去購買市面上各種省力的烹飪設備、速成食品，或被各種行銷陷阱引誘。他們會說現代人時間

不夠用，又要工作、又要陪孩子，為了從忙碌的生活中喘口氣，就從速成的包裝食品、外帶或外送食物開始吧。

但牽涉到任何營利時，就一定會講到成本，必須要壓低營運或各種有形無形的成本才能創造獲利。各種成本低廉（甚至黑心）的食材、基因改造食品、滿是人工添加物的醬汁、調味料和味精、劣質油品、粗糙的製造環境、省略消毒及人員清潔的過程等，都可能是為壓低成本取得高獲利的做法。安東尼也曾經分享，光是處理一片生肉就需要許多專業及注意事項，病菌才不會重複汙染整個環境，導致人體產生食源性的感染或食物中毒，特別是某些病菌不是經過加熱就會死亡或不再危害人體。仔細了解過後，會發現關於外食的各個層面，都存在著許多身為消費者不願意也不敢面對的真相。

一般來說，外食的衛生標準普遍無法和我們自己在家的清潔程度相比，食材處理過程也無法像我們自行料理時能一一控制每個環節。因此，無論是甜食如冰品，或鹹食如生魚片，即使盛盤上桌時看起來美味可口，卻都可能在不知不覺間對健康造成危害，與大腸桿菌和寄生蟲等相關的食物中毒新聞便是極為常見的例子。

除此之外，世界各國各地的街頭平民食物（或最近流行稱作「靈魂食物」）也通常擁有讓人上癮的共同特徵，為了「美味」，它們大多充滿油脂、味精等鮮味劑或精製糖。從西方的漢堡、披薩，到東方的拉麵、肉圓，不管我們有多麼深愛著這些食

物，或是我們的回憶裡如何隨處可見這些靈魂食物的身影，外食相關的殘酷問題都會一直存在：食材的成本、製作過程的衛生，以及為了「美味」而使出的手段。

◇ 準備食物太耗時太累人？

我們家三口的食量非常大，每天都要準備大量的蔬菜水果和根莖類，所以我們可能會比一般人花更多時間在準備食物上，光是洗和切這兩件事可能就需要一個人在廚房一天做上兩個鐘頭。

但是，大家都知道照顧自己愛自己很重要，我們會因此想要打扮自己、運動或泡澡休息等等，但在飲食這部分，我們是不是卻又常常只求最低廉方便的選項呢？

其實，吃進身體的食物是最容易也最快速影響身體的主要方式之一，放入口中的食物對於我們的身心靈健康也有絕對的影響。堅持每天幫自己準備食物，當然也有時難免覺得累，尤其是碰上身體不舒服或工作忙不過來的時候。但是，正因為我們都想要好好照顧自己和家人，擁有更好的健康，活出更好的人生，好好準備食物，奠定每一步美好的基礎這件事，其實是非常實際且神聖的。

如果有「身體健康是生活一切的根本」這樣的認知，我們便能賦予「準備食物」這件事不同的意義：「準備食物」就是一種愛的表現，不管是愛自己或愛家人——「愛」不該只是流於空泛的

口號或一味地放縱。藉由準備療癒的餐點，即使是切水果、洗菜這種近乎雜事的事，如果能以愛與感恩的心情準備食物，讓生活中充滿這些平實又真切的愛，生命的品質一定也會有所不同。安東尼也說過，這可以是件非常抒壓的創造性活動！也因為能藉此清楚地掌握放進身體裡的東西，用療癒的食物滋養修復身體，讓自己和家人在身體及心靈都獲得各種富足：更好的皮膚，更好的心情，更好的睡眠，更清醒的頭腦，更好的腸胃消化能力，更強的免疫系統，更健美的身材，擺脫從小到大的病症與宿疾。

當然，不可否認不斷洗菜、切菜、蒸菜、榨汁、清洗器具確實會花上不少時間，重複類似的程序久了之後也難免讓人產生倦怠。所以，我們很推薦大家在洗西芹或其他蔬菜時，不妨聽聽音樂、唱唱歌、聽 podcast 或有聲書，甚至追劇（不過操作機器或刀具時請務必小心啊），讓這段時間變得愉悅或增加價值。

要是真的真的很不想做這一整套呢？當然也可以改成吃水果、打果昔、準備香蕉海苔捲等這些特別容易準備的餐點。或者，即使是在洗菜、洗水果，甚至清洗餐具時，都可以進行一些意象式練習，例如，可以想像自己正在把負面的想法和情緒慢慢洗去，直到乾淨的水為自己的身體和意識帶來更多正向的滋養。或是和這些食物建立連結，加深它們對我們的療癒。

✧ 療癒食物怎麼都吃不飽？

「肚子餓吃不飽，好容易餓」是很多朋友在不吃美 X 美類的早餐後的抱怨，覺得怎麼只吃水果會這麼快就餓！事實上，因為比較起來，水果的熱量較低，加上又好消化，即使當下感覺吃飽了，過不了多久就又覺得餓了。另外，也由於過往的飲食習性，或是某種水果恐懼，讓大家早餐吃個兩根香蕉就會覺得多到懷疑自己是不是猴子轉世了。其實，只要算一下就可以清楚知道問題在哪：一顆飯糰或漢堡，外加一杯大杯米漿或奶茶，熱量最多可能會到六、七百卡，但是一根香蕉的熱量最多大概也只有一百出頭，相較之下，如果我們想吃進一樣的熱量，最少也得吃五、六根香蕉才夠！但這個數字對多數人來說，都幾乎是不可思議的。如果平時的飲食充滿了不容易消化的油脂與蛋白質，光是煎、煮、炒、炸使用的烹飪油，就占了大部分的熱量來源，而我們以為的「飽足感」，很多時候只是這些不好消化食物在腸道堆積造成的錯覺。因此在轉換飲食習慣時，這些感覺（或錯覺）都需要時間讓身體慢慢習慣。

我們需要攝取足夠的熱量，才能支持身體健康和排毒。若熱量攝取不足，腎上腺素就會因體內的燃料不足飆升，對身體造成更大的負擔和耗損。所以請大家放寬心好好吃、頻繁吃，最理想狀況是每一個半小時至兩小時進食一次，天然蔬果的容許攝取量遠比我們想像中大得多。需要的話，也可以另外吃些更能填飽肚子

的食物，像是糙米飯、無麩質燕麥、小米、扁豆等。

我們一起吃飽、吃滿，讓療癒更帶勁吧！

✧ 療癒了怎麼還會生病或出現症狀？

常常有 M 友著急地傳訊息問我們：「我開始做療癒了，每天都有做 ×××，吃得也很乾淨，身體怎麼還會出現症狀？這是排毒反應嗎？」我們必須開門見山地跟大家說：**即使開始療癒身體或積極排毒，身體仍然可能出現症狀！**

簡單來說，我們出生時體內就帶有毒素和病原體，而伴隨著各種生活與時間的堆積，當身體超過負荷的臨界點時，症狀就會出現。即使開始積極排毒，多年累積的毒素和病原體，還是會在免疫力低下時引起身體症狀。另外，現代社會的生活中，我們每一天也都還是會持續接觸到各種來自環境或人們，避不掉的病原體或毒素和汙染。所以即使是執行醫療靈媒療法還是不代表我們會變成超人那般無所不能、百毒不侵。而且當我們開始療癒，健康狀況好轉之後，我們可能會更常出門，去嘗試以往不會做或無法做的事。這都會讓我們更容易疲累或接觸到更多的汙染源，像是旁人的香水、各種負面情緒、遭遇壓力或衝突等，或是因一時疏忽吃進了對身體不好的食物，這些都會對當下的療癒造成影響。即使是這樣，持續療癒、排毒還是能幫助我們面對這些狀況時減輕症狀的不適、加速復原，讓大事化小、小事化無，大幅降低日

後罹患各種慢性病的機率。

只要開始做對身體正確的事，即使還沒等到自己期待中的奇蹟出現，也可以懷抱著信心知道——套句我們很愛的名句，「福雖未至，禍已遠離」。

◇ 療癒的過程讓人心好累？

在療癒的過程中，或許你會常出現認為自己需要「犧牲」的時刻，不管是時間、金錢、心力或社交困難等。然而，這些看似是犧牲的改變，卻都是在為自己換取更長遠的好處。畢竟，健康是生命中一切喜悅的基礎。

安東尼分享過：如果你在療癒的過程中感到孤單，覺得身邊沒有人了解慢性疾病是什麼感覺，沒有人知道像是腦霧、疲倦和疼痛等等對你造成的各種打擊，要記得，我們是一直被看顧著的，同時，世界上也有許多慢性疾病患者正在和你一起經歷相同的過程。

當你覺得疼痛讓你陷入恐懼負面絕望之中，感覺自己無法好起來，人生似乎毫無希望時，可以試著做下面的練習：

將意識帶到身體，感覺你的心臟跳動，感覺耳朵所聽到的聲音或眼睛所看到的東西。身體這麼努力地為你工作，我們可以感謝你的身體為你所做的一切努力，對身體說出：「我愛你，

謝謝你」，並且好好地擁抱自己的身體或是拍拍自己。

除此之外，也可以將意念帶到外在世界，像是每天都會升起的太陽、夜空中閃亮的星星、接受陽光和雨水澆灌的作物、泥土中冒出的枝芽、翱翔天際的鳥兒、辛苦採蜜的蜜蜂，以及在身邊一直幫助自己、對自己展開微笑的人們。將意念專注於這些可愛的存在，可以幫助自己重新找回對療癒的信念。

當然，你也可以對「信念天使」做像下面這樣的禱告（請記得要說出來）：

親愛的信念天使，請幫助我，讓我擁有足夠的信念，支持我繼續我的療癒旅程，並且讓我深刻地相信：我一定會好起來。即使過程中會遭遇到一些不順利，或是感到孤單與挫折，我仍然可以擁有信念持續走下去，得到身心靈各層面的提升，因為我值得美好的人生！

最後，我們想分享安東尼所說的，每天早上起床可以對自己說的幾句話：

我會好起來，我的身體無條件地愛我。
我的免疫系統不會攻擊我的器官。
我的身體努力為我工作。

生病不是我的錯。

我是好人。

我可以從灰燼中重生，克服慢性疾病。

很多人因此痊癒了，我也可以！

◇ 關於療癒／排毒反應

「療癒／排毒反應」一直是很多人在療癒過程中感到很混淆的
部分，而網路上的許多錯誤資訊，也是讓很多想嘗試醫療靈媒方
法的人卻步的原因。安東尼一直強調的概念是，「並不是每個人
都會出現劇烈的排毒反應或症狀惡化！」很多時候症狀的出現都
不是排毒反應，而是身體的發炎所致，或是病毒感染、潛在的健
康問題恰好浮現。「排毒反應」這個詞其實常被浮濫地誤用。

所以什麼才是療癒反應呢？

1.「療癒反應」是指身體在排除病原體及毒素時引發的暫時現象

當毒素或病原體殘骸離開身體的速度，快於身體主要器官如腸
道、肝臟和腎臟的排毒速度時，就可能出現「療癒反應」。這時
若身體水分不足，讓毒素重新積聚在細胞間，就可能導致身體出
現排毒症狀。通常這樣的症狀會出現在剛開始接觸西芹汁、檸檬
水或重金屬排毒果昔的人身上，但不太可能是在進行一、兩個月
身體適應後才突然發生。當然，也建議大家從少量開始食用，並

確保活水攝取充足，都可以減少可能產生的療癒反應。

2. 出現的症狀通常都是暫時且溫和的

如果時間超過一個月且症狀逐漸加重，就代表身體有潛在疾病的症狀，這時就必須重新檢視生活中的毒素及致病因子。而最常見的療癒反應就是大家喝完西芹汁之後開始跑廁所、短暫頭痛、想睡覺等，但這些都只是暫時的。

3. 可能出現的排毒反應

說到「排毒反應」，流鼻涕、咳嗽、頭痛、流汗、疼痛、紅疹、腹瀉、濕疹、痘痘等，都是《醫療靈媒》系列書中列出的可能症狀，但請務必記得，這些症狀都是暫時的，也不是每個人都會發生。多補充活水，多吃療癒食物，就能幫助身體更快度過這段時間。

4. 排毒反應不只在身體層面，同時也會牽涉到情緒層面

執行排毒時，你可能會發現自己出現易怒、沮喪或心情低落等暫時性的情緒。事實上，光是少了某些食物或油脂類等我們長久以來依賴，卻對我們不好的食物，不管是排毒過程本身出現的情緒起伏，或是因缺乏舊有食物觸發腎上腺素而得到的撫慰感，都有可能造成我們的情緒波動。這確實會提高排毒時的難度，而身邊的人多少也會被影響，所以也是件值得留意的事。

5. 常見的迷思

根據我們的經驗，很多時候當身體出現類似感冒或腸胃不適等症狀時，M 友們都會很擔心是不是出現了過度的排毒反應。但通

常只要再花點時間觀察，幾天之後就會收到他們「啊，原來是感冒／流感／腸胃炎啊」的通知。另一個常見的狀況是，M 友們說自己吃了某某水果後出現排毒反應！但通常來說，水果是相對溫和的食物，尤其是他們其他的飲食內容也無助於排毒。仔細一問後常發現，他們都吃了不該吃的食物，像是油膩的大魚大肉或是生魚片。其實不管是自己在家處理生肉或去餐廳，砧板、刀具、餐具、檯面及抹布等過程中會使用到的器具，都很有可能引起細菌或病毒感染。因此我們也列出了一些檢視條件，希望能提供大家判斷的依據：

□ 是否有持續食用阻礙健康的食物，像是蛋、奶、麩質等
□ 是否有持續接觸毒素，例如香水、空氣清新劑、路上的車煙廢氣、油漆、殺蟲劑、農藥等
□ 是否有在排毒前預期性的大吃大喝
□ 不常喝咖啡或食用特定食物時引起的過敏反應
□ 是否有接觸藥物或打疫苗
□ 近期是否有抽血或捐血
□ 上廁所是否有消毒坐墊和雙手
□ 在公共空間裡觸摸門把、錢包、手機或購物車後，是否有確實消毒手部
□ 是否有生食生魚片或不熟的肉品
□ 是否有大魚大肉或吃得特別油

□ 外食或聚餐時共用餐具，是否使用到因餐廳準備不慎而被
　汙染的杯盤餐具
□ 近期是否正逢生理期前或排卵期，導致免疫力下降
□ 是否因和家人同住或伴侶間的親密接觸而感染新的病原體
□ 情緒爆發、沮喪或壓力造成免疫力下降
□ 睡眠品質下降，熬夜造成免疫力下降
□ 病原體本身的發炎週期
□ 確診或感冒生病後等病毒感染

　　即使已經在進行排毒或飲用西芹汁、吃天然蔬果，持續接觸到
這些會降低身體免疫力的汙染源和病原體，都是引發免疫力下降
的因素。或冰凍三尺非一日之寒，原本的身體狀況就持續在發展
中，而目前為止所做的療癒還不足以逆轉原本的疾病發展，而這
其實是一種發炎反應，不是大家常認為的排毒反應。這時，為幫
助提高免疫力，身體需要的是更多的營養及抗病原體。如果錯將
症狀視為排毒反應而不積極幫助身體療癒，就很可能會讓症狀持
續或惡化。

　　另外，排毒過程中也可能出現皮膚問題，但是這樣的症狀應
該是非常短暫的，比如說在症狀出現的四十八小時內便開始好
轉。這是因為毒素／病原體的屍體一旦離開身體後，症狀就不會
持續。但如果你的療癒反應很激烈，可以試著減少或停止西芹汁
或果昔的攝取，多吃蒸馬鈴薯或地瓜等熟食，看看反應會不會減

緩。這都是可以自行驗證的。

最後，我們想和大家分享的是：「排毒」這件事比我們想像的還要複雜，請記得務必持續觀察自己身體的狀況。若排除以上可能性後，症狀卻仍然持續，請務必尋求專業的醫療評估。

✧ 一直上廁所、大便很稀，可以嗎？

這是最常見的排毒反應之一，代表身體正在努力排除體內的毒素和病原體。人體的主要排毒器官是肝臟，功能為過濾血液、中和毒素和儲存毒素等，而肝臟最主要、最有效率的排毒途徑就是排便和排尿，排出體外總比持續堆積在體內好。所以我們常說：積極排毒的時候，廁所會是你最好的朋友。但是情況會越來越好的。而如果這樣的反應真的造成生活上的困擾，或許也可以考慮將西芹汁等療癒工具減量使用。但請務必注意，這和食物中毒、腸胃型感冒等造成腸胃不適、上吐下瀉等情況是不同的！如果出現急性症狀，請務必趕快就醫治療。

✧ 以前怎麼吃都沒事，療癒後卻越來越敏感？

為什麼有些人可以任意在外面吃東西，不管是太油、太鹹或是不新鮮的食物，身體都不大有反應？反觀 M 友們，除了準備食物的各種費心之外，吃到偏油、偏鹹或阻礙健康的食物時，身體

就會馬上出現排斥反應。到底是身體對這些食物沒有反應比較健康，還是很快出現反應比較健康呢？

其實，就像天氣熱人會流汗、天氣冷就會發抖、開心時會笑、難過就想哭，人體對於環境有各種反應是很正常的事（但如果是過度反應／過敏的話，當然就另當別論了）。一個健康的身體，通常在接觸到外在刺激時（不管是環境、飲食、壓力等）都會有所反應，不管這個刺激或反應是否會被我們有意識地察覺。

當身體對阻礙健康的食物產生耐受度時，並不代表就不會對身體造成危害。我們的肝臟會竭盡所能來幫助維持身體運作正常，當身體吃進一些垃圾食物時，肝為了保護我們的血液、大腦與心臟的安全，就會上緊發條加班。但是，持續高油脂／高蛋白／不健康的飲食方式，將讓肝臟沒有時間排出其他毒素，導致來不及處理或無法處理的毒素都被儲存在肝臟的深處。時間一久，肝功能及其運作速度一定會受影響，並形成所謂的「肝臟遲滯」。這也是為什麼大多數人年輕時在飲食上的放縱不太會有立即的問題，但在中年之後各種腸胃等狀況反而常常一發不可收拾。

換個方向想想：剛開始抽菸、喝酒的人經常抽幾口就咳嗽，喝幾杯就醉倒，但一段時間後，菸卻能越抽越多，酒量也越來越好，難道這代表肺、肝功能變好了嗎？大家應該都知道答案是否定的。這只是身體為了保護我們，而努力適應或吸收這些物質罷了，對不健康的飲食也是這麼一回事。因此，嘗試醫療靈媒方

法一段時間後開始對阻礙健康的食物產生反應，是再正常不過的事。這也表示肝臟開始被療癒食物救贖，從功能遲滯或半昏迷的狀態醒來，正在告訴我們：「我不喜歡危害健康的食物，我想要更多的療癒和養分！」

✧ 療癒需要運動嗎？

事實上，要療癒身體並不見得要運動。適當地活動身體，當然可以增加身體的含氧量及淋巴循環，也能讓我們感覺更有活力。但即使是瑜伽裡狀似溫和的伸展，都有可能造成肌肉的輕微損傷，更不用說是高強度運動或重量訓練了。這時候身體就必須花費精力修復肌肉組織，也代表免疫系統的功能會無可避免地暫時下降。

如果你的目標是要療癒自己的慢性症狀，同時又想鍛鍊肌肉，那麼就要知道，療癒的效果可能會稍稍打些折扣。而如果本身就有腎上腺疲勞的問題，或是在運動後容易感冒、心情不好、沮喪，或過度疲倦難以恢復的話，降低運動強度或重新衡量更適合自己的運動方式，都會是較明智的決定。

對於較不舒服，無法自由活動的臥床者來說，可以從活動四肢這樣的簡單動作開始；狀況允許的話，慢慢走路（包含在家走動）、和緩的伸展或瑜伽（請避免極端體位法、熱瑜伽或強烈的呼吸法）、輕鬆地整理家裡、做點園藝，甚至是簡單的使用彈跳

床（腳不離開彈跳床表面，輕鬆晃動 5 到 20 分鐘即可），或輕重量／自身體重訓練都已經很足夠。如果身體無法負荷這些活動的話，也請不要太過心急。可以多休息，先專注在療癒身體上！

✧ 每個人的療癒旅程都是獨一無二的

「為什麼別人類似的症狀都可以好得那麼快，我卻要那麼久？難道是我不適合醫療靈媒的療癒方法嗎？」事實上，每個人的症狀、疾病成因、目前所處的階段或病程，都不見得是一樣的。所以在療癒的過程中需要良好的覺察力與細微的觀察力，來幫助自己調整到最精準、最適合的療癒方式、重點、順序及強度。人與人之間的差異通常來自以下七點：

1. 每個人身上的病毒株還有細菌株都是獨特的（光是 EBV 病毒就有五十到六十種變種，鏈球菌有三十多種，而且會聚集在身體的不同部位產生影響）。
2. 你有多頻繁地捐血或抽血。
3. 從小到大你吃過多少的藥，或有多少排不出的毒素被累積在體內。
4. 從小到大你暴露在多少的環境毒素當中。
5. 從小到大你攝取或接觸多少有毒重金屬。
6. 平時的生活型態、飲食習慣及承受的壓力狀態。

7.承襲自祖先的毒素。

　　醫療靈媒的療法事實上都可以依照每個人的症狀、生活方式等因素做個人化的調整。雖然大原則都相同，像是避開蛋、奶、麩質、喝西芹汁等，但其中的各種細節乃至補充品等都會有所不同。像是結腸炎患者可能需要單一飲食法、多囊性卵巢症候群患者可能適合 369 排毒、女性落髮則適合每小時吃腎上腺點心和吃保養腎上腺的補充品（只需要一點點就足夠）；或是有些人可能喝西芹汁會頭痛想睡覺，有些人可能吃蘋果會想吐；有些人需要大量的補充品，但有些人卻對補充品非常敏感。醫療靈媒的資訊就像是一整個療癒自己的工具箱，整個療癒旅程就是找出引起身體病症的根本原因及善用這些工具，找出最適合、最有效，身體最需要的療癒方式，進而聽從自己身體的回饋，一步一步地調整並愛護自己。

　　在這裡再嘮叨地提醒大家一下，最基本、最通用的療癒方向當然就是：

- 戒除阻礙健康的食物，例如蛋、奶、麩質、豬肉、基因改造大豆、玉米、芥花油和咖啡等。
- 開始在飲食中加入醫療靈媒的療癒工具，例如檸檬水、西芹汁等。
- 降低油脂的攝取，例如可從早上不攝取任何有油脂的食物

開始。

• 提高新鮮蔬果的攝取量，甚至加入一些補充品。

✧ 如何與另一半溝通？

確實，並不是每對伴侶都能在飲食上完全合拍，我們一定也常耳聞誰跟誰又因為吃的問題吵架不開心。在實行醫療靈媒這樣清楚而狀似嚴格（甚至殘酷？）的療癒方法時，食物上的選擇更是有可能讓對方輕則處處感到不便，重則一天到晚翻臉吵架，質疑我們是不是入了什麼邪教。

（啊，打個岔，因為類似的情況太常見，我們想再雞婆地釐清一下：醫療靈媒推崇的療癒食物除了「生蜂蜜」之外都是純植物食物，也就是說，和典型「邪教」的「活體獻祭」可是天差地遠。比較起來，醫療靈媒的推薦食物還比較接近仙人在吃的。下次要是又有人錯用「邪教」兩個字，你可以考慮這樣提醒他。）

但我們也知道，用餐常常是兩個人或親密夥伴間的共同興趣和活動，也是大家剛認識人時增加情感連結很重要的方式。就心理層面來看，伴侶其中一人要在這樣重大的生活層面做出改變時，就算我們保證「你還是可以吃你想吃的」「我不會強迫你像我這樣吃」，對方還是可能理解為「以後你就自己吃吧」「我不想再跟你吃一樣的東西了」。這樣的落差來自於我們先前提到的，關於「吃」這件事根深柢固與錯綜複雜的各種因素，所以我們必須

更有技術、更小心地，以幾乎是要拆炸彈般謹慎的態度來溝通。

真要仔細探討的話，用整本書的篇幅也說不完，但以下幾點是我們自己以及其他 M 友的經驗集結歸納：

1. **將事情的來龍去脈交代清楚，特別是關於自身症狀和病史：** 讓對方同理我們會做這樣的飲食改變，是在經歷千山萬水、走過刀山油鍋之後逼不得已的選擇，進而產生「換做是我也會這麼做吧」的想法。

2. **挑選適當的時機，並逐步改變降低衝擊：** 在兩人積極討論健康、老化問題，或聊到周遭人的健康問題時，就是很不錯的時機。在喚起對方健康意識時提起飲食的重要性，然後再一點一滴，也許不是用說的，直接在廚房裡做出小小的改變，降低衝擊。

3. **動之以情：** 很多時候伴侶在意的，其實不完全是我們的飲食改變，而是我們給他們的感覺。我們都知道自己的健康要自己負責，但身為「活動搭檔」，當一方開始改變現狀，另一方難免會因此恐慌或不安，所以，溫柔、妥善地照顧對方對於「改變」產生的情緒是很重要的。在這樣的情境裡，邏輯和道理也許都會失效，真正有用的可能只是類似「對不起，你會覺得孤單嗎？」這樣的話，讓對方知道我們在「想改變的當下，心底還是念著他的」。聽起來很像在哄小孩，邊拍背邊說「秀秀、呼呼」嗎？其實有時候也別太把大人當大人

看囉，畢竟很多時候需要療癒的，並不只是我們的生理而已。

4. **多一點創造力**：當改變帶來的是更新鮮、更好玩、更豐富、更好吃的結果，遇到的阻力也會相對較小。因此，一開始可以試著先以「更健康、更好吃的替代品／選擇」這個角度看待改變，比方說嘗試無麩質麵條、用生蜂蜜或楓糖替代砂糖，或是自己在家打果昔、做好吃的水果冰沙等，讓「改變」的一開始就充滿驚喜和生機，而不是約束和壓力。

5. **認真不當真，關心不灰心**：有人的地方就有江湖。只要是溝通，也都避不開失敗或衝突。所以我們真的都得提醒自己，別讓偶爾的小爭吵或意氣用事時說出的話，阻礙了真正重要的事。我們都不是完美的聖人，沒辦法馬上看清所有的面向，或說出最該說的話，所以也別把壓力都攬在自己身上，盡可能保持輕鬆的心情進行療癒就好。

6. **請求「關係天使」的幫忙**：是的，光是提醒自己要保持輕鬆，談何容易呢？在一些我們盡力去做卻不得其解的時候，其實也最適合和天使聊聊，請她們幫忙。即使你並不相信這樣好康的事真的存在，以完全理性的認知心理學角度來看，這樣的練習也絕對有助於減輕壓力和釐清自己的思緒。和「禱告」相關的研究報告不少，有興趣的朋友可自行在網路搜尋。總之，如果我們都知道「謀事在人，成事在天」的話，那麼，在努力負責了自己的部分後，剩下的就交給天

（使）吧！

◇ 遭遇社交困難？

在我們的經驗中，有不算少的案例或 M 友都和我們分享過，當他們為了療癒而進行飲食上的改變時，社交生活像是聚餐不只變得比較麻煩，也會有朋友開始冷嘲熱諷或不分青紅皂白地批判他們。不知道正在讀這本書的你，是否也曾經或正在經歷這樣的事呢？

撇開這本書先前討論的食物以及食物背後牽扯的各種投射和價值觀不說，也先不去討論各種我們能讓周遭的人更了解醫療靈媒資訊的各種技術層面或實質做法，我們更在意的是身陷這樣窘境的你。

我們相信，願意認真照顧自己，下定決心做出改變、愛護自己的你，才是最重要的，而不是不經思考就讓批判的話脫口而出，看到不同就開始排斥，也不在乎你的感受，害怕你的改變會威脅自己現狀的「朋友」。當然，現實生活中有太多的考量，我們也不可能在這裡用短短的篇幅道盡所有可能的應對方法。但在聽到許多類似遭遇及心酸，甚至悲劇的案例之後，我們真的想不厭其煩地，如果要說一千次、一萬次，我們也會這麼說：

願意認真照顧自己，下定決心做出改變、愛護自己的你，才是最重要的。請試著不要太在乎那些一時不願意理解或無法認同你

的人，好好保護真正重要的事物。

✧ 如何幫助家人也開始這樣的療癒方式？

　　幾乎每個人剛開始發現這樣好的飲食法或自己嘗試有改善之後，都會忍不住想和身邊的親友甚至是全世界大力分享，但通常只要我們開口提到醫療「靈媒」，話都還沒講完，「靈媒」這兩個字，或是狀似「西方」「外國」的飲食法，就會讓他們拒絕再聽下去。很多 M 友也會因此選擇另一條路：比方說，會聊起最近開始喝檸檬水，或是不吃蛋、奶、麩質等致敏食物，幫助身體改善了哪些症狀，一點一點從正向的部分去鼓勵他們嘗試。

　　而免不了的是，在我們知道這些不健康食物對身體的危害之後，當然會擔心家人，希望他們也趕快調整飲食。但在這樣的求好心切之下，卻很容易讓對方產生反彈，甚至對既有的飲食觀念出現很大的分歧與爭吵，導致家庭失和。

　　其實不光是飲食的改變，人生中大大小小的事也常是如此。我們都需要設身處地從對方的觀點出發，並回想起自己也有不願溝通、不想改變的時候。而每個人的療癒都是慢慢開始的，現在不願意改變，不代表未來一定不行。有時，我們需要的只是多一點放手與信任：尊重對方的決定，並且信任他們的生命會為他們找到最好的出路。同時，我們能做的就是在生活中時不時分享健康資訊或激勵人心的療癒故事，以及持續療癒自己，讓自己的療癒

成果替我們說話。

◇ 逢年過節怎麼辦？

　　和外國不同的是，在台灣，逢年過節大家都會準備伴手禮，而水果（或天然果乾）通常都是進可攻退可守，除了送禮也能自用的好選擇。有很多人會擔心自己在年節時碰上豪華年菜或經典「美食」會不慎失守，失心瘋地亂吃。其實，如果可以多吃點水果，當體內健康的葡萄糖充足，「美食」的誘惑也會降低許多喔！所以請在唾手可得的範圍內準備好水果吧。

　　年節期間的大魚大肉很難避免嗎？但可以的話，我們還是建議大家，夾菜時至少避開蛋、奶、麩質和豬肉，以防作息和飲食不如平常而發生不適或症狀爆發。狀況需要的話，即使是以「我做了過敏原檢測結果不能吃這個」或「醫生有說要我避開」這樣的理由回應，通常都不太會有人說話的。當然，也可以多準備一點自己的療癒食物，像是烤地瓜、蒸馬鈴薯、生菜或蔬菜棒、蔬菜湯等，都可以讓我們在年節聚會時更方便、自在。

　　同時，記得早上一樣可以喝檸檬水、吃補充品和水果，盡量維持無油的早晨，幫助身體排除毒素。有個健康的開始，也比較能幫助我們面對年節期間一整天的食物轟炸！

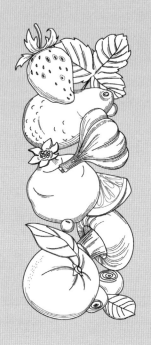

第 5 章

✦

讓療癒更上一層樓

各種讓療癒生活更簡單更如意的小撇步
（還有朵媽的碎碎唸）

有時候就差臨門一腳，療癒就能更輕鬆、更周全！請讓本章的各種想法協助你檢視療癒生活的各項細節。

✧ 工欲善其事，必先利其器

許多人經常面臨一個問題：是否需要購買一部慢磨機或食物調理機？或者，雖然已經擁有這些機器，卻不知道該如何製作果昔或果汁。以下是一些簡單的介紹：

- **冷壓慢磨機**：這種機器用於製作西芹汁和 brain shot。建議盡量避免使用金屬軸心的榨汁機，以避免不必要的重金屬相關疑慮。安東尼推薦 Omega MM1500 ／ 900 系列，因為它具有專為西芹設計的端口，能夠以最高效的方式擠壓西芹。另外，使用離心榨汁機和高速調理機有可能導致西芹的氧化增加。而許多人也反映使用冷壓慢磨機磨出的果汁口感更好。還有，將榨好的果汁倒入杯子前多用一層濾網過濾，還能進一步改善口感和效果喔。

- **高速果汁機／調理機**：在台灣，人們通常稱這種機器為果汁機，但名稱可能會讓人誤認為可以用來製作任何果汁，包括西芹汁。例如製作西瓜汁，常見的做法是以果汁機快速攪打後用篩網過濾。然而，這種方法不適用於所有蔬果，特別是水分較少或具有堅硬纖維的食材，如石榴籽、

柳橙或西芹汁。因此，如果要提取蔬果原汁，我建議統一使用慢磨機。一般的果汁機（非高速調理機）由於馬達不夠強大，可能無法在不加水的情況下製作西芹汁。如果一定要使用高速調理機製作西芹汁的話，請記得先將部分西芹切碎，加入調理機打成泥，然後再將剩餘的西芹一起打碎，最後使用濾布過濾擠壓。請注意不要使用篩網，因為過濾效果較差。製作含重金屬排毒成分的果昔和各種蔬果昔時，馬達的功率越大，成品口感越細緻。一般來說，三匹馬力的功率是足夠的。

- **蒸籠或電子蒸菜器**：我們家會使用蒸籠或電子蒸菜器。當要準備的菜色較多時，將蔬菜清洗過後一起放進去蒸，所需要的時間會比單獨處理每一樣或爆香炒熟等做法簡單快速。另外，除了生食之外，用蒸煮的方式也是相對較健康、較能保留養分的方法。不過請記得不要蒸過頭，把蔬菜蒸黃或蒸爛了。

- **全機不鏽鋼氣炸烤箱**：這種設備結合了氣炸和烤箱功能，可以兼顧效率以及做出口感上的變化（特別是吃膩了生食或蒸熟的口感時），而且可以把油脂的使用量降到最低，真的是廚房裡的好幫手。但要提醒大家，如果不使用油脂防粘的話，要記得在食物和鐵網間加放一層烘焙紙，才不會讓烤好的食物黏在網上喔。

總之，請根據個人需求選擇最適合自己使用的機器。

✧ 強烈建議一定要看書

　　在與大家分享的過程中,我們經常強調,在開始任何一項療癒工作之前,了解其背後的原理是多麼重要。這樣做能讓你事半功倍,讓你在執行時更加得心應手,不再感到茫然無措,而是有個確切的方向引領著你前進。

　　舉例來說,很多人可能聽說喝西芹汁有助於健康,於是開始飲用。然而,他們可能並不了解西芹汁的作用和原理,是幫助清除體內的病原體及補充身體缺乏的營養素,因此可能會在喝完西芹汁後,又立刻吃下餵養病原體的炒蛋作為早餐。這樣的行為導致效果不明顯,最終讓人誤以為西芹汁沒有作用,或需要更長時間才看得到效果。

　　此外,正如安東尼經常強調的,當我們了解自己身體的症狀和疾病背後的真正原因時,已經贏了一半的戰役。當你知道引起各種不適的根本敵人是什麼,就能有更明確的執行方向。從書本中找到真正導致不適的因素,這樣的洞察力能幫助你更有針對性地進行療癒。在開始行動之前,強烈建議先仔細閱讀操作原理和步驟說明。

　　朵媽一開始只讀了第一本書,也沒意識到安東尼在 YouTube 上還有更多更詳細的分享,所以最初喝西芹汁的前半年,都是將水加進調理機一同打碎(結果根本是沖淡了它的效能)。後來才了解到正確的做法是不能加入其他東西,不管是水或冰塊。另

外，我們常在網路上看到的情況是，新手使用調理機或果汁機製作西芹汁時，不知道要把芹菜的纖維濾掉，因此得到一杯滿是西芹糊狀物的飲品（超恐怖啊）。 除了應該根本不適合人類飲用之外，硬喝下過多的纖維也很可能引起腸胃不適。阿彌陀佛，請務必不要掉進同樣的陷阱啊。

這也適用於其他料理情境，在製作任何餐點前，請務必完整閱讀食譜。這有助於整個過程更加順利。料理食物的同時又要細讀食譜，很容易讓人手忙腳亂或不小心打破東西，搞砸了心情和料理。總之，多花一點時間準備，就可以省下後續不少麻煩。

不過，要從哪一本書開始看呢？

我們在 Instagram 平台上有分享關於醫療靈媒資訊的新手指南，同時大家也可以到我們的網站上查閱補充資訊，幫助自己更快速、簡單地對醫療靈媒系統有整體的初步了解。由於這個領域的理論與大家從小到大學到的營養觀念和生活方式有所不同，因此新手指南的重點整理相當重要。但以入門而言，我們強烈推薦大家可以從《醫療靈媒》和《369 排毒飲食聖經》這兩本書開始閱讀，它們涵蓋了許多我們先前提到的內容，也分享了兩百種常見症狀的可能原因，以及療癒所需的補充品和劑量，非常適合作為入門介紹。等到有了基本的認識後，當然可以視狀況再將其他醫療靈媒書籍一一收入書櫃。

✧ 就算沒有榨汁機／果汁機，也能大有可為的療癒法

1. 先戒除餵養病原體、引起身體症狀的食物，例如蛋、奶、麩質、大豆、玉米等，先降低體內發炎。

2. 減少油脂的攝取量。

3. 不要喝茶或咖啡等會讓身體免疫力下降，或觸發腎上腺分泌的咖啡因飲料。

4. 一早起床先喝檸檬水，幫助身體排除毒素。

5. 中午前盡可能不攝取油脂，以水果、地瓜或馬鈴薯當早餐，並多吃生鮮蔬果。「無油早晨」可以幫助肝臟更順利地執行它的工作。

6. 多喝療癒的花草茶，例如洛神花茶、檸檬香蜂草茶、薄荷茶等。

7. 把握晚上 10 點至凌晨 2 點間，身體和肝臟的黃金修復時間，盡量在 10 點前入睡。

8. 請求天使們的幫助，記得要說出來，天使才聽得到。請不要只是在心裡默唸喔。

✧ 阻礙健康的食物能不吃就不吃

常有 M 友會問我們類似這樣的問題：「我開始療癒好幾個月

了都沒什麼進展。」「明明有喝西芹汁和檸檬水，但症狀怎麼一直惡化，甚至還出現新症狀？」仔細一問之下，常發現原來他們還是在繼續攝取蛋、奶、麩質等食物。

改善症狀的其中一個方法，就是藉由不吃蛋、奶、麩質等病原體喜歡的食物，以降低體內的病原體數量。持續食用這些食物只會讓病原體繼續大肆生長，而這些食物，根據醫療靈媒的說法，肝臟需要九十天才能完全排除，也代表這段時間內，病原體都可以在肝臟中找到它們賴以為生的食物，進而持續引起身體的症狀或發炎。這一點是療癒的重要關鍵之一，也是許多進階療癒者在回顧自己的療癒旅程時，最常提到的「要是當初更小心就好了」的前幾名。避開這些不好的食物才能讓西芹汁或補充品更有效果，錢也才花得更值得喔！

✧ 療癒飲食的兩大主角

很多朋友都會困惑，到底該如何吃、如何分配食物呢？其實只要把握這兩個原則：優質葡萄糖和礦物鹽，就是維持身體健康的基礎。

天然蔬果與根莖類作物中的天然糖是人體器官最需要的能源。安東尼如此形容糖的重要性：如果大腦缺乏葡萄糖十秒鐘，便會死亡。天然糖是療癒與生存的必需品，能幫助維持大腦穩定和肝臟功能、增肌、保護心臟和腎上腺、對抗壓力、餵養身體每一個

細胞和幫助營養吸收（大家想想進醫院維持生命都是打葡萄糖點滴就知道）。

礦物鹽的最佳來源則是西芹汁和各種生鮮綠色葉菜。這些食物都富含療癒身體和中樞神經系統必需的微量礦物質，同時能中和體內有害的酸性物質，全方位強化身心靈。

所以多吃水果之外，補充一杯西芹汁，或是其他蔬果汁或沙拉，都能幫助身體更平衡喔！

✧ 懶得準備食物，就吃水果吧

很多人在初期還沒抓到最適合自己的生活流程，尤其是忙碌的上班族，在工作之餘真的沒有太多心力或時間可以好好準備食物，所以我們非常推薦大家多吃水果。畢竟台灣是水果的寶島，一年到頭水果產量非常豐盛，水果攤也隨處可見，不管是買串香蕉、切一顆西瓜，或是切片好的水果盒，都是簡單、快速、省時間的好選擇。它們通常都容易清洗且可以快速食，又好消化，根本可以說是天上掉下來的速食喔。不過還是要提醒大家，光吃水果營養還是不夠，還是要找空檔補上蔬菜的養分喔！

✧ 蔬菜的各種混搭

從小到大我們都知道多吃蔬菜對身體很好，也一直被要求要多

吃蔬菜，因為蔬菜可以幫助肝臟和腸胃道排毒、逆轉疾病，也含有大量的維生素、礦物質、植化素和抗氧化物等，以及具有接地的性質。

要特別注明一下，這裡提到的「蔬菜」和「綠色葉菜」是不太一樣的喔！綠色葉菜像是菠菜、萵苣、羽衣甘藍等，最合適的食用方法基本上就是「生食」，因為煮熟之後營養會流失。其實以我們傳統飲食中常強調的熱油快炒青菜的料理法，能吸收到的營養實在不多。而其他的蔬菜可以煮熟吃，或是生食、涼拌、榨汁、清蒸、烘烤、水炒、煮湯、燉菜都很棒。台灣在地的蘆筍、根莖類蔬菜（請煮熟）、花椰菜、蘿蔔、洋蔥、蒜頭，或是嚴格說起來不是蔬菜的香菇等都很棒，這些也都可以搭配沙拉、地瓜、米飯、馬鈴薯泥，或是烤點根莖類食物搭配蔬菜、鑲烤蔬菜等都是不錯的選擇。

記得多使用辛香料類的蔬菜像是蔥蒜，讓菜餚多一些自然的香味刺激，同時也會增加療癒效果喔！

✧ 如何清洗蔬果？

超市或市場裡人來人往，在挑選蔬果時一定都會不小心接觸到許多蔬果。而在我們之前碰過這些蔬果的手，不知道已經碰過多少東西，有可能是錢包裡的錢或購物車扶手、剛擤過鼻涕，或是各種更糟的可能。

以香蕉為例，在剝香蕉吃的時候，我們可能會不小心碰到皮之後又碰到果肉，而吃完香蕉如果沒有刻意洗手，附著在香蕉表面來自各處的細菌或微量農藥，就會附著在我們手上，當我們摸臉或其他東西的時候，就很難排除細菌感染或吃進各種壞東西的可能性。其他的蔬果也是如此，如果沒有清洗表面，即使只是削皮吃中間的果肉，我們的手或切蔬果的刀，還是會在接觸到外皮後沾染到最內部。所以清潔蔬果真的是很必要的程序！

　　我們可以依照醫療靈媒的建議，將買回家的蔬果用天然、無香料的清潔劑加上溫熱水清洗。

　　溫熱水可以清除表面上的各種細菌，天然清潔劑則可以去除附著在表面的髒汙、灰塵或打蠟。另外，如果蔬果上有被指甲碰傷的裂痕，也請區塊性的切除，因為其中很容易藏有別人指甲縫的細菌。總之，買回家的水果請盡快先清洗吧！

　　就算是有機蔬果，我們也建議以同樣的方式清洗，以確保能去除所有的表面髒汙、蠟或細菌。我們自己會使用「代代淨無香味洗碗精」或「Ecover 低敏無香味洗碗精」。在我們的 YouTube 頻道上，朵爸也有分享「如何更有效率地洗西芹」的研討影片（雖然聽起來宅到有點好笑，但真的是值得花一點時間了解的項目喔）。

✧ 外食&處理生食都要很小心

　　外食的時候由於不容易看見餐廳全部的料理過程，很容易忽略其中隱藏的食源性病原體，例如細菌、病毒、寄生蟲、真菌或毒素。有些病原體可以藉由加熱或冷凍殺死，但同時也有些病原體無法經過加熱撲滅。或者像是毒素及細菌所產生的毒素，即使經過高溫加熱，毒性仍會存在。另外，如果處理食物的人員上完廁所後沒有確實清潔手部，或是餐具沒有被徹底清潔消毒，也很容易發生像是 A 型肝炎這類的食源性感染問題。

　　這也就讓我們必須提到：在家裡烹調各種肉品也要非常注意喔！各種生肉包含海鮮都有細菌，所以在處理這些生肉時，請務必避免任何的細菌汙染。沾染過生肉的手、碗盤、砧板、刀具、刀柄等都必須經過消毒清潔，才不會重複汙染。通常在家煮食的時候，我們可能都不太會注意到，不小心忘了把處理肉類和蔬菜的廚具分開，或是拿完生肉或魚之後又去碰其他東西，忙碌的餐廳或攤販就更不用提了。只要一個不小心，重複汙染就會發生，把清潔過的食材又弄髒了。

　　說到食材的清潔，即使是大家都覺得很注重衛生的日本，很多餐廳處理像是高麗菜之類的食材時，也都是直接切開、隨意沖水就直接料理了。真要講究的話，外食的陷阱真的不少啊！這也不是說不能外食，只是要知道，「外食」這件事在方便的同時，也是有風險的。再加上可能誤食到一些 no food， 就可能在不知不

覺中降低我們的免疫力而引發身體症狀。

　　所以，在外用餐時請盡量點熱食，或是在葷食餐廳就盡量不要點生食，以這樣的方式來避免可能產生的生肉交叉汙染問題。甚至也可以向店家詢問，能否在料理中加入更多檸檬或生蒜，以增加殺菌效果。當然，自備餐具或吸管等這些小心思，也都能降低無意間感染病原體的機率。

✧MM 食材哪裡買？

- **冷凍野生藍莓**：可以搜尋「私房好事」「誠麗莓果」「天時莓果」和「莓果工坊」。
- **西芹**：12 月到 5 月是台灣本產西洋芹的季節，除此之外都是以進口西芹為主。零售的話在各大超市、好市多或市場都可以買到。
- **整箱訂購西芹**：可以搜尋「青苑洋芹」「西芹柑仔店」「能高農場」，或詢問各大蔬果批發市場。
- **醫療靈媒食材組合箱宅配**：可以詢問「好農事務所」，一次購買 369 排毒時的常用食材，以及 brain shot 常用的材料和香料。
- **香料**：新鮮香草建議購買有機的香草盆栽回家自己栽種。
- **乾燥香料**：很多市售進口香料常被驗出重金屬或農藥超標，所以慎選可信賴的來源很重要，像是台東友善環境的香料

小農「香辛深淵」及「味旅香料」等。

- iHerb：可以買到許多有機香料，像是 Traditional Medicinals 有機療癒花草茶、烘焙粉類食材等。
- **常用食材**：IF 天然椰子水、Elmhurst 1925 無調味植物奶系列、AROY-D 無添加椰奶鋁箔包。

如果環境許可的話，自己栽種一些食物也很棒喔！最簡單的就是自己種芽菜，可以自己控制量與時間，程序也不難。

近幾年健康風氣的盛行，讓醫療靈媒友善的資源也越來越多，我們非常樂觀其成，也很感謝這幾年這許多友善的商家，幫助大家在實行上更為方便輕鬆。但同時我們也想提醒大家，當實行的人越來越多，也會有越來越多人（不管是出自於善心與否）想要加入這個市場。從中獲利是理所當然的，只是避免不了會有人想利用這樣的機會撈一筆，打著療癒與醫療靈媒的名號，實則兜售不及格的產品或服務，還請大家消費時要仔細明辨。

✧ 台式料理烹調替代品

- **醬油**：一般傳統醬油通常會使用小麥及／或大豆，台灣黑豆也是黑色的大豆、毛豆也是大豆，所以並不合適。建議大家可以使用米醬油或是椰子醬油 coconut aminos（可以從 iHerb 購入）。

- **油類**：可以使用清水或療癒高湯取代。若需要少許油品，建議大家使用高品質的橄欖油或酪梨油，甜點的製作則推薦使用椰子油。
- **醋**：請用新鮮現擠檸檬汁，營養美味之外又可以補點鈣。
- **鹽**：可以用大西洋紅藻、無添加海苔片，或是海帶芽和海菜等含有天然鹹味的食材。
- **味精／營養酵母**：請改用大蒜粉、洋蔥粉、紅椒粉、純香菇粉等。
- **白砂糖**：改用營養完整的楓糖（漿）、生蜂蜜或椰糖（網路購物都能找到）。
- **味噌**：（如果一定要的話）可以使用純米發酵的味噌，來取代傳統使用小麥以及大豆製作的。
- **麵條**：可以找米麵條、純米粉、冬粉、扁豆義大利麵，或是自製馬鈴薯麵條。要提醒大家的是，市面上很多越南米河粉或春捲皮其實都含有小麥粉，所以購買前請務必閱讀成分。
- **麵包**：除了醫療靈媒分享的許多無麩麵包食譜之外，市面上有不少無麩質麵包可以參考，或是我們自己很喜歡的「純素天堂無麩質純米自製糙米酵母麵包」也很推薦。不過，很多市售的無麩質麵包會使用人工速發酵母（含有味精成分），可以的話還是避開比較好。
- 米味噌、椰子醬油、米醬油、糙米酵母麵包等都屬於發酵

食品，請斟酌適量食用。

✧ 一天的重要基礎：無油早晨

在療癒的最初會有許多剛入門的朋友抓不太到重點，而我們最常收到的問題之一就是：「那我早餐能吃什麼？」

建議大家可以從實行「無油早晨」開始：起床先喝杯檸檬水（切半、擠汁加到 500 毫升水中，製作過程前後可能花不到 30 秒）。接著，可以的話就在 15 到 30 分鐘後來杯西芹汁。再隔 15 到 30 分鐘之後喝「重金屬排毒果昔」，或是吃新鮮水果當早餐。

如果想更有飽足感，還可以吃一些地瓜、馬鈴薯或無麩質燕麥等。有時間稍做料理的話，也可以準備一些馬鈴薯鬆餅、地瓜鬆餅或是美式香蕉鬆餅等，讓自己享受一頓療癒又美味的早餐。

早餐不攝取油脂，就可以讓肝臟有更多時間好好排出毒素，而這也是降低油脂和蛋白質攝取總量的第一步，讓忙碌的一天一開始就打下漂亮的基礎！當然，早餐的準備工作也很重要，特別是如果早上起床和出門的時間很近的話，在前一天晚上提前做好準備，包括製作隔天的便當或是清洗西芹等，都可以讓早晨感覺更愜意、更輕鬆。

✧ 降低油脂攝取量

在醫療靈媒的療癒手法中，降低油脂（或伴隨著高蛋白的脂肪）的攝取量，可以大幅提升療癒效果、增加血液中的含氧量、提高免疫力，並增加營養吸收的效率。

比如說，我們可以從無油早晨開始，慢慢進階至午餐也無油，到晚上再攝取油脂。甚至，可以嘗試讓自己一個禮拜或一個月都不攝取油脂，觀察身體給予的反饋與療癒效果。直至目前為止，我們聽到來自各方的回饋與反應都很正面。而且，這樣的「無油」並不代表「無脂肪」，因為各式蔬果中一定會有少量但足夠的「脂肪酸」。而「無油」除了是指排除人工製油品外，也包括避免食用富含脂肪的食物，像是堅果類、酪梨或豆製品等。

但請注意，孕婦、哺乳媽媽和兒童，還是需要補充天然的好脂肪喔，像是堅果、酪梨或種子類的食物。

✧ 冷凍水果很方便

這是我們家長久以來的備餐小技巧，買水果的時候我們會一次多買一些（當然大量或整箱購入的價錢通常也更划算），再將部分水果處理好後直接放進冷凍庫，讓冰箱裡隨時有備用的冷凍水果。需要的時候就可以很快製作成果昔、冰淇淋、果昔碗（新鮮水果＋果昔＋其他素材）等。我們也很愛直接吃冷凍香蕉當點

心，簡單、營養又經濟！

✧ 慣行農法的食物也能療癒身體嗎？

如果可以的話，選擇有機或自然農法的食物一定比較推薦。但是慣行農法的食物也可以幫助身體療癒，只是在食用前請務必徹底清洗乾淨。當然，如安東尼所說，我們也可以請求「祛毒天使」的幫忙，降低農藥對身體的影響。不過，即使是有機蔬果也要確實清洗喔。

同時也要強調一下，不只是農產品會有農藥風險，由於食物鏈中的毒素會層層累積，許多動物性食品也可能含有大量農藥。再加上許多肉品的脂肪含量高，也會讓食用者的身體更不容易排出這些毒素。因此，醫療靈媒會提醒大家要酌量並慎選品質好的來食用。

✧ 需要吃補充品嗎？

大量蔬果對療癒有決定性的幫助，但有時由於地球環境的汙染，作物會普遍缺少鋅和 B12 這兩種對維持身體健康相當重要的營養素。加上生活中必須面對的各種病原體與毒素越來越多，適時補充維生素 C 也會對療癒很有幫助。因此，如果預算充足，或是病情比較嚴重的慢性疾病患者，都可以考慮使用這些補充

品，像是 Vimergy 的維生素 B12、鋅、維生素 C、檸檬香蜂草等。

更多針對不同症狀的補充品和補充品攝取方式，請參考醫療靈媒系列著作《369 排毒飲食聖經》及《守護大腦的激活配方》。

✧ 補充品怎麼選？

醫療靈媒系列著作推薦的大部分補充品，包括製作「重金屬排毒果昔」的粉類材料，都可以在 Vimergy 這個品牌的台灣代理商網站希爾林療癒系或美國官網購買，但海外購物須負擔部分比例的進口稅和國際運費；或是在 iHerb 上也買得到安東尼推薦或認可的無酒精無添加物的 Nature's Answer 補充品。

國內外市面上的補充品有千百種，但很遺憾的，其中許多都是化學合成的營養素，或是添加了許多調味劑、酒精、合成添加物、色素、防腐劑等，所以並不是任意的補充品吃了就能對身體有幫助。很多時候商人的銷售與話術、鑽法律漏洞或是成本低廉的化學補充品，都可能反而對身體造成更大的負擔。所以建議大家選用醫療靈媒推薦過的，成分天然且單純的補充品，希望大家的每分錢都能花在刀口上。

✧ 購買前閱讀成分標示

現代食品工業的進步讓市面上各種食物都充滿人工添加物或是精製油，在購買任何產品之前，請一定要詳細閱讀全成分標示。如果有唸不出來的名詞或單字，又或是其中列出來的化學成分比族譜還長，就真的要三思再三思。畢竟，即使是經過國家或專責機關認可「少量食用對健康無礙」的添加品，在被東一樣西一樣、早一餐晚一餐，經年累月地重複食用後，都難保不會對身體造成不必要的負擔或風險。

其次，味精也常會以許多不同的名稱出現在產品中！在《守護大腦的激活配方》中也完整列出了其他常見的 NG 人工添加物。我們也要注意隱藏在許多成分中的高果糖糖漿、玉米糖漿和大豆萃取物等，很多時候這些東西也都含有基因改造作物的成分。

✧ 外出用餐時不妨開口問問

外出用餐時，只要在合理範圍內，都能有禮貌地詢問店家是否能不加蛋、不加起司等，或是購買只含蔬菜和白飯的便當、不添加醬料的沙拉，也可以詢問是否能知道食物的內容組成、使用的調味料和油品等。很多時候，只要幾句話，就能讓我們吃得更安心一些。

但同時我們也想提醒大家，畢竟店家有營利的需求，無論是用

料或料理方式，一定很難完全符合每個人不同的期待（特別是無油、無鹽這類非常醫療靈媒式的要求），所以在出外用餐前，最好能預先了解或評估餐廳所能提供的選項，避免被當成不講理的奧客。

✧ 便利商店的安全選項

在便利商店裡可以買到的友善選項包括香蕉、地瓜、馬鈴薯、HPP 冷壓果汁（雖然不是新鮮現榨，應急的話還是比沒有好）、天然無添加果乾、非金屬罐裝的椰子水、無調味堅果或是栗子。

而台灣常見的罐裝鹼性離子水是經過電解的水。安東尼分享過，這類的水很容易因為過程中的金屬電極產生重金屬腐蝕而被汙染，因此並不推薦。天然礦泉水會是更讓人安心的選擇。

✧ 無毒生活最安心最簡單

許多常見生活用品，尤其是美膚、美髮用品，其實都包含許多會對身體造成危害的化學添加物或各類香精、香水或空氣清新劑，會讓身體在不知不覺間累積毒素或弱化免疫系統。針對這部分，我們建議盡可能將一切化繁為簡，並使用成分天然、無香精的產品。在此也提供我們自己會使用的品牌給大家參考：

- **家用清潔**：森呼吸家務清潔劑、寶麗磁清潔粉、小蘇打、白醋、檸檬汁、自製清潔劑。
- **洗臉卸妝、洗全身**：布朗博士溫和嬰兒呵護潔膚露。
- **鍋具**：玻璃鍋、陶瓷塗層不沾鍋。
- **鋁箔紙**：IF YOU CARE 100％未漂白烤盤紙。
- **杯子**：玻璃或高品質的矽膠或塑膠杯。
- **餐具**：陶瓷湯匙、竹製或木製餐具。
- **飾品**：純金飾品或以壓克力、樹脂、天然素材等材質的飾品取代金屬飾品。
- **化妝品、染燙、美髮、美甲產品**：ILIA 化妝品、純粹森活、純植物性染劑、無毒指甲油等。
- **無氟潔牙產品**：Living Libations、綠淨肌。
- **洗衣精**：Biokleen無香味洗衣精、Ecover無敏無香味洗衣精。

✧ 不要急著做最強排毒

我們常見到很多人一開始就想把排毒的強度拉到最高，期待這樣就能讓排毒的進度變快，馬上看見成果。但排毒這件事，真的要慢慢來比較快，因為我們腦中所想的或是設定的目標，多半都不見得是最適合身體的方式或進度。當實際進度與預期結果之間產生落差，以及過程出現的各種身心不適與勉強，都可能讓人對療癒失去信心，反而半途而廢或排毒失敗。

請不要勉強自己在短時間內做到百分之百的完美。相較之下，只要每天多做一點對的事，像是多吃一根香蕉、少吃點蛋奶類製品或早點睡，這樣和緩卻能持續的進度反而會更有效。我們會建議大家整個排毒過程盡量維持溫和、輕鬆的頻率，尤其是剛開始的朋友。因為光是戒除蛋、奶、麩質和各種加工製品，還有我們習以為常的高油脂食物，就可能出現劇烈的情緒或生理反應，因為我們都太習慣將這些食物作為情緒的撫慰。

　　同時，如果療癒時因為身心過度不適，像是排毒過程，情緒起伏過於強烈等，進而影響到生活或心情，造成心理壓力過大或情緒爆發等，都會導致身體分泌多餘而不必要的腎上腺素，增加負擔又減弱了排毒效果。因此，請隨時觀照自己的身心，耐心找出最適合自己身體的方式和步調。畢竟療癒、照顧自己和愛自己，都是長長久久一輩子的事。

✧ 嘗試不同的食物和療癒工具

　　不同的食物和工具對身心靈都有不同的療癒力，有時嘗試一些覺得和目前症狀似乎沒有關聯的東西，都可能會有意想不到的幫助！療癒自我的過程常常就像一層層剝開洋蔥，有時自認為對自己百分之百了解，反而會造成看不見的盲點。比方說，如果已經有了非常喜愛的療癒食物像是芒果，而平常不愛吃木瓜，那麼，適時讓木瓜出現在自己的食物清單，可能會讓療癒旅程出現一些

驚喜喔！

　　又或者，你在飲食方面把自己照顧得很好了，但說到「禱告」，卻常常覺得自己好像不是有信仰的人，跟天使說話總覺得很彆扭。那麼你就更應該以輕鬆的，只是「玩玩看」的開放心態去接觸不同的療癒面向，啟發自己。偶爾跨出自己的療癒舒適圈也是很重要的喔！至於為什麼要這麼努力呢？套句廣告的老台詞：「因為你值得。」

✧ 優質的睡眠讓你更健康

　　睡眠可以幫助身體恢復能力、強化腎上腺以及整個內分泌系統，幫助肝臟修復並促進身體細胞新生，所以請確保自己睡眠充足，盡量不要熬夜，因為睡眠不足會讓免疫力下降，間接造成各種不適。如果可以的話，也請把握晚上 10 點到凌晨 2 點這段黃金睡眠時間，能幫助身體和肝臟的療癒事半功倍。以下提供一些好眠的撇步給大家參考：

- 睡前可以祈請「睡眠天使」幫助我們有更深層的療癒。
- 睡前吃些芒果與香蕉，提供身體正確的葡萄糖和營養，幫助睡眠更深層。
- 睡前半小時不接觸 3C 科技產品，減少藍光對大腦的刺激。
- 睡前喝杯舒緩放鬆的花草茶，像是洋甘菊茶、檸檬香蜂草

或薰衣草茶。

- 睡前閱讀一些放鬆的書籍，看看星星、月亮，並禱告（可以是任何你自選的對象），能增加我們與大自然無窮無盡的連結，幫助我們達到更深層的修復。

即使聽起來像是老生常談，但我們相信，魔鬼不只在細節裡，也常常在我們視而不見、理所當然的瑣事裡。當生活變得忙碌、不穩定時，第一個被犧牲的往往是睡眠，而累積的疲勞，更是容易讓我們的健康像是溫水煮青蛙一樣，不知不覺地變差。因此在療癒的路上，請務必檢視「睡眠」這個狀似不需要我們插手太多的事項，它很有可能會是療癒的關鍵之一。

✧ 自我記錄很重要

很多時候在療癒的過程中，因為太想好起來的求好心切，導致我們的注意力會一直放在自己最不舒服或最在意的症狀，卻忽略了整體感受和身心靈上許多細膩的轉變。記錄自己的症狀和進步以及療癒工具的使用，也許持續幾週，或是幾個月，都可以幫助自己持續追蹤自身狀況，協助整個療癒過程。比方說，自己在哪幾天做了什麼、感覺到什麼，是否需要進行調整等。尤其是在生活特別忙碌的時候，穩定、詳細的紀錄都會讓整個療癒旅程更有感、更確實，而這個紀錄也會是我們對自己付出的愛最好的有形

見證之一。

也推薦大家可以根據醫療靈媒資訊，列出自己的所有症狀以及可能的原因，並找出目前引發身體症狀最主要的原因是什麼：主要會是鏈球菌嗎？還是重金屬的影響呢？多一點科學家的實事求是和偵探辦案的追根究柢，就能幫助自己更清楚地聚焦問題，找到更精準的答案。

畢竟人生就是我們這輩子所能做的，最偉大的實驗啊！

✧ 和身體對話

在我（朵媽）的諮詢和線上課程裡，我喜歡帶著大家和身體對話。而非常耐人尋味的是，大多數人都會忍不住哽咽落淚。明明是充滿甜蜜幸福的話，怎麼會有這麼多悲催呢？我想，應該是因為我們從小到大都沒有好好地和身體做過連結、好好地對話、好好地和身體相處。我們總是習慣把對於身體的支配視為理所當然，久而久之，我們對於身體的各個部位，也存在著某種疏離，甚至是罪惡感。像是不協調的手腳、突然發現自己容易氣喘吁吁，或是利用咖啡因或酒精沖淡或麻醉疲勞感等，這常常都源自於我們太少花時間在「親近自己」上面。因此建議大家，可以將以下這樣的練習融入每天的生活，在睡前試著與自己的身體對話：

親愛的身體，我愛你，謝謝你。

我知道你會好起來，我也會繼續支持你。

就算一次只能做一點點改變，

只是多吃一點點蔬菜水果，

多一點點補充品，多吸收一點療癒的資訊，我都會繼續下去。

謝謝你一路以來的努力，現在讓我陪著你，幫助你，愛護你。

如此一來，我們身體的每一個細胞和靈魂，都會感受到我們的誠意和決心，也就能更有方向地繼續療癒下去。

❖ 療癒自我檢測清單

最後，如果碰上任何療癒瓶頸，或是正想著如何精進自己療癒的旅程，不妨對照以下清單，看看是否有什麼項目是自己目前還沒有嘗試或探索過的：

☐ 提高水果攝取量

☐ 增加生食綠色葉菜和蔬菜的攝取量

☐ 攝取西芹汁和重金屬排毒果昔等療癒工具

☐ 減少更多阻礙健康食物的攝取和外食

☐ 減少或戒除咖啡因

☐ 更頻繁地進食，不要讓空腹的時間超過兩個小時

□ 降低油脂和蛋白質攝取量，或是把明顯含有脂肪類的食物挪到中餐或晚餐再吃

□ 充足的活水水分：除了早上的檸檬水外，一天至少攝取 1 公升到 1.5 公升的檸檬水

□ 每天曬太陽 15 分鐘

□ 充足的睡眠 7 到 8 小時，盡量在 10 點入睡

□ 減少生活中接觸到的毒素：香水、洗衣精、空氣清新劑、傳統化妝美髮用品等

□ 生活日常加強消毒，像是外食和公共廁所、購物車等，降低接觸各種病原體的機率

□ 善用醫療靈媒叢書中的各種排毒法

□ 善用增強信念的各種練習

□ 日常的祈禱

□ 尋求各種來源的支持（社群媒體、家人或有志一同的朋友）

□ 與內心的愛、與神之愛建立連結

□ 對自己更有慈悲心

□ 每天的自我肯定

□ 幽默和童趣之心

□ 各種抒壓的創造力活動，不管是唱歌、聽歌、跳舞、隨著音樂搖擺、拼圖、手作、畫畫、創作、烹煮料理等都算在內

□ 簡單地活動身體

□ 多做醫療靈媒提供的冥想

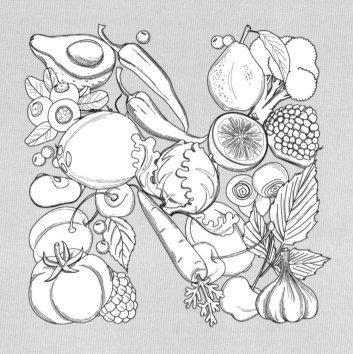

第 **6** 章

◆

為什麼他們都一試成主顧？

台灣在地療癒故事見證分享，
以及醫療靈媒資訊帶來的許多可能

我們在撰寫這本書時，徵求了許多台灣本地的各種見證分享，眾多 M 友也都很熱情地回應。但最後因為件數實在遠遠超過這本書的篇幅所能負載，只好忍痛挑出最具代表性的症狀療癒經驗。我們也很鼓勵大家能更主動地搜尋更多其他 M 友的療癒經驗和成果分享，一定能讓自己對療癒有更多理解，也對自己的療癒更有信心！

🗁 癌症與神經母細胞瘤

在 2022 年的 9 月女兒確診了神經母細胞瘤的癌症病症，身為父親的我和家人當時彷彿瞬間墜落了黑暗，對於一個 6 歲的小孩即要承受如此的病痛感到非常心疼。

在黑暗和徬徨無助之中，我看到了一道光和希望，感謝宇宙讓我在女兒生病之前就接收到醫療靈媒的健康訊息，在這個非常時刻有如海上的燈塔，讓身為家人的我們有明確的方向可以協助孩子進行療癒。

除了自己從書中吸收到的資訊外，也感謝朵媽在孩子治療的這段期間給予的適時諮詢意見，一一都轉化為孩子實踐療癒之路的一塊塊墊腳石。這段時間以來我們一步步為孩子的飲食中去除一樣樣的 no food，補上大量的蔬菜、水果、果汁、椰子水……三步驟檸檬水、西芹汁、重金屬排毒果昔，針對性的補充品維他命

C、鋅、B12、貓爪藤、褪黑激素、薑黃素、碘、離胺酸等，也經由呼喚天使強化療癒的能量與信心，日復一日為孩子不斷執行療癒。

這些療癒行動讓孩子在治療期間減緩了許多的副作用，也在 2 月下旬的檢查看到了病情有了重大的好轉，真心感謝慈悲高靈的訊息。我們知道孩子的療癒之路還有最後一哩路要走，但有醫療靈媒訊息和我們同在，我們面對疾病並不孤單與害怕，能夠更堅定前行。

最後分享《醫療靈媒》書中提到的：我們必須看透暴風雨的黑暗，所有的暴風雨都會過去，一切都會改變，不會更糟了，一切會變得更好。以此分享給正在療癒之路上的每個人，在實踐醫療靈媒訊息的過程中，我們只要堅定地相信一切都會越來越好並且堅定地前行，享受豐盛的果實就會是自然而然的事。願我們都能成為照亮自己也照亮身邊更多人的那道光。

6 歲女孩 Phoebe 的父親

📂 長期疲勞、腹瀉、心悸、經痛、頭痛、暈眩、唇炎、青春痘

我在 2021 年底，遇見了安東尼的書《神奇西芹汁》。在這之

前的幾年，我因為長期疲勞、腹瀉、心悸、經痛、頭痛、暈眩、唇炎、臉部長痘等問題，經歷中西醫的藥物治療而有改善，但只要不吃藥，問題就會再出現。

於是蛋奶素飲食的我，開始記錄每天的飲食，並戒掉常見的食物過敏原（蛋奶大豆……），最後發現是麩質造成的問題。當初發現時，台灣加強食品過敏原標示法規（新增麩質等）也已公告。為了確認，我還去抽血檢驗，結果是麩質敏感。之後我認真地戒掉牛奶和麩質，看見《醫療靈媒》的簡介，得知了作者──安東尼。而我選西芹那本書來看，抱著好奇嘗試的心態，在 2021 年底，喝了一杯 200 毫升的西芹汁，覺得難喝後，開始淡忘安東尼。

原以為戒奶麩就好，但事實並非如此。我的消化不良、腹瀉、經痛、臉部皮膚突然的灼熱麻感，反覆發作，尋求中醫治療，醫師說水果只能吃一點點、每天早餐都要吃蛋（我原本是一週吃 2 到 3 顆），因為醫師的建議，我開始每天吃 1 到 3 顆的蛋，結果一個月後，召喚出劇烈經痛魔獸，也因此在 2023 年，想起安東尼的書，而閱讀《改變生命的食物》後，才發覺從國中開始糾纏我的經痛魔獸，是蛋養出來的。

就在今年的蛋荒之際，順勢在飲食上戒掉蛋，經痛逐漸變無感，喝西瓜汁還能老神在在！臉部皮膚突然的灼熱麻感，也不再發作。腹瀉問題有改善些，但還必須慢慢療癒。所經歷的，彷彿是第一杯西芹汁的提醒。

今年的我，習慣每天喝檸檬水、無肉蛋奶麩、無玉米大豆，而且吃水果吃得很開心，也有繼續閱讀安東尼的書籍，偶爾會喝的西芹汁也越來越好喝！謝謝 MM 人們的光芒，讓我依循著光，感受到 MM 飲食的美好，療癒永遠不嫌遲。最後，非常感謝慈悲的安東尼及高靈。

31 歲女，醫療從業人員，羽

📁 第一型糖尿病

2019 年 6 月，女友因自己身體的關係，在手機上看到《醫療靈媒》相關書籍。透過書籍內容知道作者本身的特殊情況，進而能療癒身體或各種難解疾病症狀。購買書籍閱讀後，對於身體的認識還有很多空間學習，而對於第一型糖尿病的理解又有新的看見。也開啟了「蔬食」的生活。

我不敢說完全實施醫療靈媒療癒飲食，因為經費有限，光是飲用重金屬排毒果昔，成分時常缺東缺西。一下缺大麥苗汁粉，一下缺大西洋紅藻，一下缺螺旋藻。西芹汁也不常飲用，尤其工作關係，一大早處理這些食材，讓事情多到手忙腳亂。但這本身是我的狀況，也不影響認知對於醫療靈媒的訊息。我認同作者安東尼・威廉講述很多無法以檢驗的方式來證明什麼，尤其書中提到

第一型糖尿病的觀點，個人非常認同。

罹患第一型糖尿病是在 6 歲那一年，實施胰島素注射也是 6 歲開始到現在持續著。控制血糖值和胰島素藥劑量是長期的功課，面對食物選擇多樣的環境下，更是難以捉摸。

食物是人類生長過程中重要的營養，實施醫療靈媒飲食後，一年沒外食早餐、一百天的早晨西芹汁、一週堅持自製三餐、葷食素食到蔬食……這些事情不外乎是對自己好，也讓我重新思考「吃」的事情。當然要感謝的人和事物很多，最感謝是女友的陪伴，讓食療的過程既好玩又有創造力。

「高蛋白飲促使長肌肉更強壯健康」，這是在我尚未改變飲食前的觀念。社會觀認定肌肉壯大力量大才叫作健康，但在我的身體卻顯得更虛。曾經是競技游泳選手，體格壯碩，覓食高蛋白，重訓體能樣樣來。但三不五時過敏打噴嚏、總膽固醇過高、沒什麼精神、易緊張冒汗、講話語無倫次 ……外表看似光鮮亮麗的體格，內部身體機能器官衰竭退敗。改變飲食，運用醫療靈媒食療後，再次很感謝他的存在，也讓我重新找到生命中的喜悅。

糖尿病患最擔憂的是糖化血色素的數值。西醫的角度常說最好要在數值 7 以下才正常，正常人通常數值在 4.5 到 5.5。這數值的標準在哪？其實我不是很清楚。就像考試成績六十分算通過，五十九分以下重考，九十分以上才優秀，八十九分開始有待加強。標準如何定義？

醫療靈媒的訊息會被當成坊間流傳的謠言聽聽就好，沒醫療背

景沒醫學根據別亂害人。但我們所熟知的現象，就算有醫療背景的醫師也會醫死人。這又是什麼原因呢？

分享自己準備的蔬果便當，全部原型無油脂無清燙。一盒水果（蘋果一顆、水梨一顆、柿子一顆）、一盒蔬菜（油菜三把、小黃瓜一條）。香蕉是午後點心，不一定會吃。外加一杯玻璃瓶裝檸檬蜂蜜水，口渴嘴饞時可飲用。

漂亮的便當，常被當成「外星人」很難理解這樣吃會不會太甜？而選擇醫療靈媒推薦的蔬果食材，可讓我糖化血色素控制在5.7以下。連主治醫生都好奇為什麼吃蔬果會控制這麼好？

餐前血糖值86，胰島素藥劑注射4單位。餐後一小時120，餐後兩小時94。感覺有點餓，馬上補充一根香蕉。補完後一小時血糖值131。不須計算任何碳水化合物，只要靠「身體感覺」為主，精神狀況很好。

這些看上去很甜的食物，常被醫師營養師說要計算碳水化合物份數來進食，多補充動物性蛋白質增強肌肉穩定血糖值……有些病患因為聽到甜就嚇到不敢吃，把所有甜的食物當作敵人。

那我的血糖值數據一直控制標準嗎？有時會到300以上，有時好幾天200以上。但都不影響整體的糖化血色素數據。我主要控制是「脂肪」的攝取量。其實糖尿病患要把焦點放在「總膽固醇」「三酸甘油酯」和「低密度脂蛋白膽固醇」。

多數人常說感冒要去看醫師，其實感冒時要去看看大自然。自古以來人和大自然是互相依靠的連結，大自然有淨化療癒的作

用。大自然的蔬果是宇宙為人類所設計的食物，除非有人為因素介入，否則不會有問題。爬山、海邊溪水玩水、農作物栽種……都是很棒和大自然的互動。醫療靈媒資訊厲害的地方是蔬果可以同時治療很多症狀，不單單針對糖尿病。情緒穩定、腦袋清晰、沒有感冒的跡象、體重減輕、心情快樂……我執行西芹汁兩年，後續斷斷續續，畢竟預算有限無法百分之百執行。但他指出的療癒方向是精準的。目前注射藥劑量越來越少，持續為自己療癒，期許總有一天能完全無須依靠注射藥劑來生活。

無論你選擇吃什麼食物進到身體裡，請感謝食物們、珍惜它們。愛它們也是愛自己更是愛地球。

30 代男，美術老師，陳傳根

🗀 腎結石、甲狀腺結節、三叉神經痛、便祕、慢性疲勞、感染發炎

我是一個先天腎臟疾病的人，小時候由於膀胱不是正常人的樣貌，導致國小期間開過兩次刀，那時候接觸大量抗生素及藥物導致身體小時候就不是很好。

在接觸 MM 之前，我有腎結石、甲狀腺結節、毛囊炎、骨盆腔發炎、不明暈眩、抖動、尿道感染、耳朵大量感染流膿、四肢

無力、嗜睡、非常疲勞、嚴重便祕（一星期一次，甚至常常需要腸絞痛才能大便）、全身性慢性疼痛痠痛、牙齒爛到一直補牙、三叉神經痛、輕微憂鬱、偶爾會突然恐慌，期間找尋過許多方法但都只是暫緩，有時候痛苦到覺得活著幹麼。

後來有一次因為睡覺時出現不明嚴重發抖，到醫院檢查後開始覺得快不行了，然後在修復期時偶然接觸到 YouTube 上有人分享西芹汁，而開始慢慢嘗試。

隨著時間，一年內慢慢戒掉阻礙健康的食物，上述的症狀基本上已經剩沒多少了，而且讓人訝異的是我從小至今三十年的便祕居然沒有了，對我來說是無比的感動及感恩，身體疼痛狀況也少了非常多。療癒的路還很長，我依然會持續下去。感謝天使，感謝安東尼，感謝朵媽不遺餘力地持續分享，還有社團每一位用心回覆的成員們。

32 歲男，餐飲旅宿，Joe Chiu

🗁 吞嚥困難、胃食道逆流、子宮肌瘤

在多年前（約是 2006 年）開始漸漸在吞嚥上感到困難，一開始是無法打嗝，吞嚥過程感到吃力，容易卡在喉嚨，開始會有因為無法嚥下於是吐出來的狀況。

我以為是吃東西太快，於是細嚼慢嚥，隨時間流逝發現不是，也就成了一個很大的問題。這個問題伴隨我非常久，大概在2018年的時候，此時我才去看醫生，實在不曉得看什麼科，問過護理師朋友的建議後先掛個肝膽腸胃，請她介紹我她認為適合的醫師。果然仍是被轉科又轉科，每一位醫生都要我照內視鏡，但沒有一位能告訴我身體發生什麼事。

　在2019年的時候，我認識了一位純植物飲食的朋友，在她的動態上看見朵媽的相關連結，意外地成了我對健康課題上的幫助。

　認識了許多我沒聽過的健康知識、水果與蔬菜的重要性、西芹汁的相關知識等讓我大開眼界。但我沒立即嘗試，畢竟飲食習慣完全不同，於是我選擇先觀望，直到今年（2023年年初）我的子宮出現肌瘤，醫生告訴我要長期吃藥了，當下我想起醫療靈媒分享的許多見證，我離開婦產科那刻開始，決定改變飲食了。

　「從戒掉蛋奶肉開始！」這麼對自己說。才發現生活中各種零食、麵包、外食，全部幾乎都有蛋奶麩豬肉，我整個飲食意識大抬頭，心想：「天啊！若真的如MM飲食這樣建議的話，那也難怪現今的人那麼容易身體狀況不佳。」

　一步一步從早晨排毒開始至今，才幾個月的時間，我總是因為吞嚥困難無法安心與朋友外食的狀況改善了，半夜經常被自己口水嗆到像是胃食道逆流的狀況改善了，子宮肌瘤再檢查也被說沒大礙了，慢慢體會到自己的身體原來總是在跟自己對話。

　如今我能安心與親朋好友聚餐，有意識地進食，選擇重視自己

身體的聲音。身體不適那段時間就像是迷路的孩子，每一天都過得非常迷惘，對自己精神上的壓力隱約可見。

現在懂得疼愛自己，尤其是食的部分，我覺得好極了。

35 歲女，藝術創作者，沐子慢

📁 蟹足腫、確診新冠肺炎

目前接觸 MM 飲食約一年多，很神奇的是我長在背上一個像蟹足腫一樣，約一元硬幣大小的突起物慢慢變平了。耳朵下方連結下巴的位置也一直有長一粒一粒的突起物。這些都是長在身上超過十年的東西，不痛不癢卻也沒有原因解釋它們的來由，偶爾也是會感到困惑。在一年中斷斷續續喝了西芹汁、戒除蛋奶麩等，雖偶爾仍會吃到一些阻礙健康的食物，然相較過往著實吃了更多蔬菜、水果，烹調方式也越趨清淡，發現味覺有在改變。

我本身身體沒有什麼重大疾病，會想嘗試只是看到朵媽分享的食譜看起來很好吃，又很好奇為什麼選用的食材都那麼講究（例如：無酒精香草精、無麩質燕麥粉），於是才在 IG 上透過這些整理好的資訊認識到醫療靈媒，一篇篇慢慢看有了更清楚的理解，超感謝朵媽的分享，進而買了書有更全面的掌握。

這些資訊幫助我挑選物品食品，有一套明確的健康準則，甚至

讓我可以幫助家人。去年爸爸感染新冠肺炎後咳嗽不斷，連續咳了兩週之後我才說服他喝一杯 500 毫升檸檬水與 500 毫升的西芹汁，因為實在太嚴重了。當時家人聽我分享醫療靈媒只覺得我信仰怪力亂神，也不理解為何突然間什麼東西都不吃了很難配合。要讓爸爸一天早晨起床不喝平常愛喝的茶、咖啡、豆漿，改喝檸檬水、西芹汁，僅只是一天早晨也說服了好久才嘗試。但喝了之後，連我都意外的是，他竟然停止咳嗽了！一整天都十分安靜。而爸爸也沒意識到自己就這麼停止咳嗽，我們都覺得很驚訝，只是一杯檸檬水和一杯西芹汁！（但是喝完沒多久他又繼續照他原本的飲食模式吃。）

這個立即性的改變讓我更加堅定 MM 飲食，也因為有持續下去而能看到身上突起物慢慢在消失。過去身上總是有許多看似沒什麼的小問題，例如經期時肚子的一點點悶痛、臉上的痘痘、疲倦，很容易把它們正常化了，也很容易用錯方法跟著潮流想解決這些問題（儘管是徒勞無功）。直到接受到醫療靈媒的訊息，才知道如何應對，也一個個在身上看見了效果。經期悶痛不見了、痘痘還在對抗中、疲倦感大大減少。更重要的是這過程讓我更清楚認識自己，難以言喻心靈層面上的變化，但很顯然不只是身體變好，心靈也變柔軟了，或許是這些有生命力的蔬果帶來的改變。

總之很謝謝朵媽的分享，讓我有機會遇到這麼棒的訊息呀！

21 歲女，學生，匿名

📁 中暑、發胖、疲累、便祕

2022 年 6 月的夏天，我每天都在中暑，連吃中藥都沒有效，中暑讓我每天都像發燒一樣頭脹、疲倦。晚上泡在冷水裡散熱完，才能好好睡覺，我不知道我到底怎麼了？

我吃得很好：牛肉、牛排、雞腿、雞蛋、自然農法的蔬菜、鮮奶茶、喝很好的咖啡、避免血糖上升不吃水果沒有吃零食、用很好的精油調理身心、每月按摩舒壓、吃多樣保健食品、睡滿十二小時。

我試過一天吃一餐牛排，低碳高蛋白，只有更胖沒有變瘦過。最後我不斷發胖、非常疲累、便祕、筋骨僵硬、穿偏緊的內衣會肩膀痛（只能穿 bra top 那種）、情緒起伏很大容易興奮、注意力無法集中到出車禍、頭暈、嚴重便祕、運動十分鐘就會很喘。

中醫調理補氣補血，補了三年多，變成經常體內發炎不能補氣補血，但是我還在缺氣缺血！西醫健康檢查只有膽固醇超標一點點，醫生說應該是體質，沒問題不用擔心。

有幾天，我看見朋友分享檸檬水、西芹汁讓她非常健康。我開始買了一顆檸檬空腹喝一杯隨便擠幾滴的檸檬水，馬上我上了很臭的廁所，長期便祕的我，看見一道曙光！

那天開始我每天喝完檸檬水，都可以自主排便了！！我之前超

怕大腸癌，可以放心了。喝了檸檬水第三天，我開始會流汗了，也不再中暑。後來買了慢磨機榨西洋芹，喝了一杯西洋芹汁，一直拉肚子，隔天小腹小了一半！我發現世界上有什麼我不知道的事！！！我病得夠久了！我想快點好起來！

於是，我買了《醫療靈媒》全系列書本全部看完，嘗試書本建議的飲食，朝著 369 的標準快速前進！每一週，我都能感受到身體更輕盈更苗條，更舒服，更有精神。補充鋅三個月讓我提升了免疫力，紅花苜蓿茶幫助我不水腫，蕁麻葉讓我精神飽滿。做了六次 369 排毒，每一次我都知道免疫力更好了！

我終於不用到處看醫生，終於知道我不是業力深重，所以一直生病的罪人。原來我只是吃錯食物，造成肝臟疲勞，體內病毒過多，引發一連串健康危機。大量的果昔、生菜、藥草，讓我更健康，體重從 57 公斤降到 49 公斤，體脂肪也從 32 降到 25。頭暈、便祕也都沒有再發生了。

以上是我一年的 MM 療癒之旅，我好起來了，你也可以！

35 歲女，自營火鍋店，阿君

📂 不寧腿、牙齦萎縮、便祕、身體浮腫

一出生我就有兩眼 600 度遠視、黃疸，先天繼承了來自父母的

毒素。經過了一年的安療每天三聖杯，戒掉 no food，以下為改善的狀況：

牙齦因為使用含氟牙膏而萎縮，目前上排牙齦因喝西芹汁而改善，牙齦長回來了。身體不浮腫，臉不水腫、粉刺消失。

三個月瘦了 15 公斤，不到一年變瘦 20 公斤。目前都維持在正常體重、體脂。衣服都要重買了。頭腦思緒變清晰，不會頭痛了。情緒上比較不容易生氣，變得較為平和。

嗅覺變靈敏，連一般水龍頭出水都可以聞到氯的味道。以前每天走的樓梯都沒有聞出有黴菌味，現在聞得出來了。

從小到大大便大不出來，小時候還因為沒有排便而去看醫生，每天吃蔬菜、優酪乳、益生菌完全沒有改善。但現在終於不便祕，完全根治了。一天可以大三次大便，而且非常順。

時常吃完飯脹氣，很不舒服，現在不脹氣了。完全改善不寧腿症候群，晚上睡覺不再被痛醒。以前睡完覺都還是很疲累，但現在起床比較有精神，有充到電的感覺，比較不容易疲勞。經期變得很順，且不會痛，西瓜汁是經痛的好朋友。

原本身體很難暖和起來，手腳比較容易冰冷，但現在不會了，越喝西芹汁手越暖。長在大腿、手臂上的毛囊角化症療癒了百分之九十。身體上的氣結變少了。

28 歲女，辦公室，Mia

📁 唇炎、肩頸疼痛

從 2019 年唇炎爆發，我做了一大堆的抽血檢查和過敏原測試，都沒找到病因。醫生開過強效 B 群、抗黴菌藥膏、類固醇藥膏、非類固醇藥膏，直到 2023 年換過四條類固醇藥膏以及非類固醇藥膏（持續擦了快四年），擦到突然有一天藥膏失效了就再換一種。看皮膚科各式檢查都查不出是哪種病症（不是濕疹、乾癬、漏脂性皮膚炎，也不是疱疹），嚴重的時候唇周都是無止境滲出的組織液，又腫又紅又痛，原本只是唇邊，最後擴大到像電影裡小丑那樣的嘴臉。因為已經試了各式中西醫藥，作息盡量早睡，還是沒有改善。

其實病情間追蹤朵媽的 IG 一段時間了，但一直都不以為意。直到 2023 年 6 月唇炎再次大爆發（因為原先擦的藥膏無故又失效了）。這次我狠下心想說就試試看西芹汁和飲食控制吧。戒斷藥品很痛苦，任憑症狀持續爆炸發炎（這裡建議，如果症狀是不斷惡化的話一定要去看醫生，我每天都很仔細觀察皮膚傷口確保沒有惡化到失控的狀態）。

我從 6 月 10 日開始每天喝西芹汁（至少 500 毫升，嚴重的時候加量到 900 毫升）、早上不沾油、戒蛋奶麩、吃大量的蔬菜水果（盡量生食或水煮烤），有時候是單一飲食，偶爾嘴饞的時候

會吃乾煎雞胸肉。剛開始的兩週唇炎症狀沒看到任何改善，反而一直上廁所（不是拉肚子），一週後上廁所就正常了。第三週月經來，我第一次體會到像水一樣順暢！只有非常微微的悶痛感，但一天就好了。

飲食控制這期間我吃了超多水果，以為會畏寒，結果完全沒有。我有慣性肩頸痠痛，不知道為什麼開始不痛了。現在第四週，我的唇炎已經好了百分之九十（第三週開始補充鋅），雖然還沒好，但身體的這些些微變化讓我真的很驚豔。

身體的自癒能力是這麼強大。謝謝我的身體，我會持續給身體吃身體需要的營養食物。

31 歲，從商，Liliana

📁 睡眠障礙

很多人的療癒都是身體上、健康上的改變，當然我也不例外。我一直都有睡眠障礙，每天要吃半顆到一顆安眠藥搭配高劑量的褪黑激素，接觸西芹汁之後，無痛就戒掉藥物了，並且很意外地帶給我一份額外的禮物。

大概從高中開始我一旦睡不好，就會容易在睡夢中突然睜開眼睛看見異象。當時我很不以為意，因為我是一個近視很深的人，

我以為我只是「亂看」。我也一直稱這個異象為亂看。

　　大概從 30 歲開始，大約四、五年的時間，開始會有令人害怕的畫面出現在我眼前，出國的時候萬一飯店的氣場不對那我那幾天就完蛋了，精神不好不打緊，起床後的氣色完全是印堂發黑。

　　我可以算是到處求神問卜想解決這個難題，最後在一個算命的老師口中說出「妳沒什麼問題，只是神經太敏感」，當時的我不以為意，覺得還是沒有解決我的問題呀！

　　後來接觸西芹汁之後，不到一個月的時間我就戒掉安眠藥，並且，完全沒有再看到恐怖的畫面（被干擾）。看安東尼的書之後了解到，我會神經衰弱敏感，這是我的神經毒素在作祟，也跟算命老師的話不謀而合。如今神經毒素被排掉了，神經安穩強壯、安定氣場，幾乎不再被另一世界的負頻率影響，西芹汁除了讓我身體變健康，還解決我多年的睡眠恐懼。

　　睡得好是健康的泉源，太感激朵媽把安東尼的知識在華人世界發揚光大！

37 歲女，家管，CC

📁 疫苗後不適、胸悶、經痛、口腔問題

　　今年剛接觸到醫療靈媒，從最簡單的檸檬水開始，早上空腹來

一杯檸檬水能明顯感受到頭腦變得清晰，之後的飲食大部分就是地瓜、香蕉、番茄等水果。剛開始還不太了解，覺得就是餓了就吃水果，後來才知道原來水果可以吃到飽！還沒療癒前都覺得水果吃不飽，只能當點心，但其實不然。

最初看到 MM 的資訊，有點半信半疑，但也不像強迫推銷，反而推廣天然蔬果，然後我又是外食族，只吃自己喜歡吃的，營養非常不均衡，所以沒有猶豫多久就開始嘗試 MM 只吃蔬果，家人都覺得我太緊張身體，但慢慢地我媽也開始喝檸檬水了！家裡買了很多檸檬還有生蜂蜜。

媽媽說喝檸檬水讓她覺得身體有變比較好，我也覺得，喝檸檬水搭配餐餐蔬果，排便來得準時又順暢。我覺得住外面要吃水果就比較麻煩點，所以都吃地瓜、香蕉，回家的時候狂吃水果、果汁，我媽都會買很多水果，芒果、火龍果都一箱一箱訂。（打保肝果昔，食材有缺也沒關係，隨便打隨便好喝！）

不過我有時候也會想吃一些阻礙健康的食物，剛開始會覺得有點罪惡，但後來想想我是來地球體驗的，所以當我忍不住、特別想吃某些食物，我就會去吃！之後再回到蔬果人生，這樣身體的對比也很明顯，亂吃的下場就是排便非常不順。

MM 療癒後我變瘦至少 6、7 公斤（以前不管吃多吃少體重都在五十幾，前陣子量體重發現變四十幾），肚子也變平、皮膚變好很少長痘，就算有長粉刺也不會太張狂，我都沒有用洗面乳，洗髮精沐浴乳牙膏也用天然的。

打疫苗後，我時常覺得胸悶，也開始有經痛（還一次比一次痛），但實行 MM 後經痛好超多，也不胸悶了！而且現在口腔很健康，之前亂吃，牙齦、牙齒會不舒服，但自從 MM 後只要口腔不舒服，會多喝檸檬水舒緩，好超多！

21 歲女，學生，Qoo

📁 焦慮、臉部泛紅、脹氣、嚴重便祕、嚴重經痛、體重問題

短短二、三年的時間，我從 49 公斤一路上升到 58.9 公斤。2021 年 2 月開始留意到自己身體的狀況，也是開始認識醫療靈媒的時期。剛開始聽到「靈媒」兩個字有所保留卻又好奇，再仔細了解並在網路上查了許多資訊後，也看到個案中的大大小小症狀痊癒、消失、舒緩不適感，讓我抱持著好奇且想嘗試看看的心態。

畢竟生酮飲食、斷食、168 嘗試過後沒有得到明顯的改善。經痛、便祕、脹氣等症狀依舊存在，需要依靠中藥、止痛藥、助消化錠做最即時的緩解。這時期我的體型已嚴重橫向發展，體重來到人生最巔峰，也導致當時的我沒有自信，漸漸減少社交、不敢拍照。由於長期在外租屋，從小到大長期外食的習慣，蔬菜及水

果不是每一餐會食用到的食材，反倒是肉類、蛋、奶、炸物、麩質是每一天甚至每個月以及數十年下來的飲食。

乾麵、滷肉飯、蔥油餅、煎餃、漢堡、油炸物、蛋花湯、豆漿、蛋餅、酪梨牛奶、芝麻牛奶、酵母麥片、醋飲品、奶製品、起司等，可以是早餐、午餐、下午茶、晚餐、宵夜。

2022 年 4 月開始真正執行「醫療靈媒」排毒療法，初期直接戒斷「蛋」與「乳製品」並在每一天早晨攝取 700 毫升的新鮮檸檬水，嘗試吃無油早餐。以水果為主的早餐，脹氣有了明顯的改善後，更讓我在這些排毒療法中獲得了更多動力與自信，同時也療癒了嚴重經痛症狀。

2022 年 11 月我開始進行排毒第二步驟「西芹汁」，在初期飲用西芹汁時，有大量水瀉的狀態而廁所漸漸變成好朋友。飲用西芹汁對於我來說是一大恐懼，從小最排斥的食物是香菜與芹菜，只要有氣味就逃得看不見人影，在這些食療執行中獲得了無數自信與行動力，為了身體排毒也必須飲用具有強化力量的西芹汁，也漸漸地見證排毒反應，例如：躲藏在腸胃許久的毒素也默默地被沖刷，腹部的脹氣快速地消失。

排毒有許多反應，當你感到困惑有所疑慮時，也歡迎大家參閱相關書籍、醫療靈媒臉書社團，有許多的案例都為我提供解答。而我個人發生的排毒反應有：水瀉症狀明顯、排尿次數增加、皮膚乾燥。

至於醫療靈媒療癒了我哪些症狀，包括：焦慮、臉部泛紅、雀

斑淡化、脹氣、嚴重便祕、嚴重經痛、私密處念珠球菌、近視降低（原先左眼 375 ／右眼 350，降至左眼 350 ／右眼 300）、皮膚變得光亮、情緒穩定、體重下降。

將近一年時間，治癒了原本以為永遠也解決不了的症狀，健康飲食默默地瘦了 7 公斤，第一次感覺到瘦身是一件快樂有趣的事情。充滿無限的感謝，感動有緣分認識醫療靈媒，並且有謝謝自己願意付出行動去執行食療，同時也很感謝在療癒期間受到朵媽協助、Hanu 每天分享 MM 資訊讓我一一記錄下來。

現在找回健康的身體、快樂的身心靈非常感動。

27 歲女，自由業，Rota

📁 生理痛、濕疹、失眠、憂鬱、免疫力低下

我從 6 歲開始出現過敏性鼻炎，10 歲開始出現腸躁症，14 歲前述症狀加重外，每日瘋狂打噴嚏、眼睛過敏已成日常，還伴隨嚴重生理痛、濕疹、失眠、憂鬱和免疫力低下，甚至感染蜂窩性組織炎、乾癬。

當時不太知道如何處理這些症狀，只能到處吃各種營養品、酵素、直銷的神祕飲料、中藥、抗組織胺、抗生素等各式西藥，止痛藥也是隨身攜帶，因為除了生理痛，我的經前症候群長達一到

兩週，也會伴隨莫名的頭痛、腰痠和腹痛。

　　大學後出了車禍，身體變得容易受傷、無力，雖然努力補充蛋白質和運動，卻只增加脂肪和水腫，失眠狀況更加嚴重。工作後因為輪班關係，作息不正常之下開始頻繁發燒和感冒，後來甚至出現眩暈和胃食道逆流，看醫生吃西藥也無法解決問題，反而讓脹氣更嚴重，一個正值人生黃金歲月的人卻如此多病，讓我對自己越來越絕望。

　　後來又出了第二次車禍，整個人變得更虛弱，連拿起手機的力氣都沒有，休養近半年才恢復，但是開始出現下背痛、上手臂無力的情形。就讀研究所期間，每坐一個小時，身體就痛到必須躺下，休息半小時才能繼續起來念書和練習口譯，因為訓練壓力大，失眠加劇使我每天只能睡著一到兩小時。而再度頻繁感冒的我除了吃西藥，也不知道可以再從何處尋求幫助，直到看了《醫療靈媒》系列的第一本書，打破我對健康問題的認知，但當時我還無法完全戒除阻礙健康的食物，可我開始嘗試花草茶和螺旋藻粉，發現比起過去吃的營養補充品和藥物，這些自然草藥與海藻讓我思考變得清晰，還能舒緩生理痛、經前不適、各種疼痛和感冒症狀，而後也很自然地慢慢不想吃蛋、奶、肉，並增加有機蔬果攝取量，感覺身體開始小幅好轉。

　　2022 年決定戒除麩質，開始喝西芹汁、重金屬排毒果昔、檸檬香蜂草茶和紅花苜蓿茶。目前實行將近一年半，成效讓我很驚豔，過去整年和換季時我都沒有過敏，這是人生頭一遭，連二度

確診出現的味覺失調也在幾天內就恢復正常。經前症候群、水腫和生理痛也大幅改善，原本難以控制的紊亂作息也無意間慢慢回到正軌，過去總是憂鬱、注意力難以集中和腦霧，現在很明顯感受到思考變得更清晰、正面，不再受困大腦的情緒風暴中。

有趣的是，轉變飲食習慣時，正好是開始新工作的時候，比起過去，我的表現和效率提高許多，記憶力也變好，多工處理事情的能力和學習力也改善很多，不太確定是不是因為身體恢復了，連帶提升表現。

目前還在療癒脹氣問題，而其他問題都已改善到不太困擾的程度，我想未來都會持續執行醫療靈媒的飲食法吧，謝謝安東尼讓我從絕望的人生中，獲得健康活下去和前進的希望。

32 歲女，翻譯，Jade

📁 退化性關節炎、憂鬱症

吃醫療靈媒飲食到今年 8 月中就要滿四年了。每天起床後，洗洗切切蔬果會花很多時間，但因為對身體幫助很大，所以才能毫不猶豫地持續進行。

每天起床後多喝活水、吃活素（水果、生菜），讓身體好好排毒；晚餐前不吃含油脂的食物，讓肝臟休息一下；該吃的要多吃，

不該吃的不要吃或盡量少吃。

　　遊走性關節炎很久沒有發作了；退化性關節炎也比較沒有那麼痛了。但若前一晚吃了較多肉類，隔天起床時，手指和手臂關節還是會痛痛的。臏骨軟化也好非常多，不會像以前很怕下樓梯和蹲下來，因為膝蓋真的會超痛。現在可以像年輕時一樣咚咚咚地輕鬆下樓梯，真的是太好了！也不再擔心以後要換人工關節了。

　　以前關節炎發作時，都要好幾天甚至一個多禮拜才能慢慢舒緩。若是發生在手部，沒辦法接小孩放學，得要先生提早下班去接；沒辦法煮飯，也沒辦法自己洗澡，回想起來真的是悲從中來。若是發生在腿部，還好還能接小孩，但走起路來是一跛一跛的，真的很慘。

　　女兒3歲半時（現在她23歲了）我曾經有憂鬱症，吃了半年多憂鬱症的藥。換季時心情也會低落，2016年吃關節炎的藥會引發我的憂鬱症，所以我選擇不吃藥，也就慢慢找尋到醫療靈媒的書，從而開啟我的療癒新生活。

　　吃一陣子後突然發現，以前我在曬衣服時，常常覺得心裡很焦慮、很恐慌，內心波濤洶湧的感覺，耳朵裡像有一個很大很大的木樁一直在轉、一直在磨，但現在已經很久很久沒有出現這樣的狀況了。

　　以往傍晚要去接兒子放學，我常常是忍著偏頭痛去接他的，而且常常是痛到眼睛快睜不開，現在也幾乎不會頭痛了。除非聞到濃郁的香精、香水味，例如在接駁車上。

身體真的會很誠實地反應出食物對我們的影響，不想再回去高油脂、高蛋白飲食了。感謝安東尼和高靈的醫療資訊，讓我可以照顧好全家人的健康，也感謝我自己走上這個療癒自己的旅程。

52 歲女，家庭主婦，Vivian

📁 消化不良、疲勞、腦霧

身為醫療人員並對神祕學很有興趣的我，在 2016 年台灣出版《醫療靈媒》時，我就馬上放入購物車裡結帳了。

雖然我沒有嚴重的病症，但從小到大都有消化不良、身體莫名疲勞、怎麼睡都睡不飽、黑眼圈、長痘痘等，不嚴重卻一直困擾著我的問題。而剛好《醫療靈媒》系列的第一本書裡，有一章節主題是腎上腺疲勞。看到這章節我非常興奮，心想我的問題終於找到解答了！並躍躍欲試我人生第一杯的西芹汁。但那時根本不知道西芹汁需要濾渣以及不能加水，所以在我有許多的疑惑下，這本書就塵封在我書架上好多年。

2019 年末，我開始認真注意哪些食物會造成我身體不舒服的反應，一項一項地避開並戒掉它們。一年多後，我發現這些戒掉的食物，剛好符合《醫療靈媒》裡建議避開的項目，所以我重拾翻閱《醫療靈媒》，也剛好看到朵媽在網路上分享的醫療靈媒資

訊，讓我可以事半功倍地吸收資訊與執行內容。

至今，我以自己的腳步，一項一項地執行醫療靈媒飲食快三年的時間。在這過程中我療癒了消化道問題、身體莫名疲勞、痘痘等，而另外讓我感到意外的是，同時也療癒了我腦霧與情緒的問題。在我還沒進行醫療靈媒飲食以前，我根本不知道我有腦霧的狀況，因為這樣的情況從小就跟著我，以為只是精神不濟與疲累的關係。直到現在我才知道，過往以為沒什麼的狀況，其實都是身體在發出警訊的小徵兆。

在遵循醫療靈媒飲食以前，我根本想像不到我的身體可以達到現在這麼舒服的狀態。現在我感到思路很清晰、身體很輕盈，也感受到以前卡在身體裡的情緒慢慢浮了出來並釋放掉。在這過程中，我也願意打開心房，深入去了解我以前所逃避的許多情緒。

透過醫療靈媒飲食，我越來越了解自己的身體，也吸收許多保護自己的方法。第一次我這麼真實地感覺到，我終於可以好好掌握我自己與我的身體，我終於可以一步一步穩穩地往未來邁進。

另外我也非常慶幸可以將執行醫療靈媒飲食的經驗，介紹給我最近罹癌的親人。親人本來半信半疑，但因為病況的進步與恢復速度比預期的還要好，讓他們相信原來食物對於身體的影響力有這麼大。即使我們都知道我們的身體還在療癒的過程，但我們也知道未來的情況會越來越好！

32 歲女，物理治療師，Arien

📂 顏面麻痺

我在 24 歲那年罹患貝爾式麻痺，半張臉面癱，連微笑都沒辦法。人性就是這樣，不見棺材不掉淚，直到失去健康我們才知道它的可貴。我開始戒咖啡因、不吃肉、以蔬果為主食、規律運動。

我當時低潮到谷底，於是求醫治療，現代醫療可以用精密的儀器告訴我神經系統受傷害的程度，卻無法完全醫治我，療程包含紅外線治療、電療，這些都是為了刺激神經，並未達到真正的療癒作用。主治醫師建議我看中醫，我同時接受針灸治療，目的一樣是刺激神經。

我在這個時期開始瘋狂學習食物的知識，終於認知到自己放進嘴裡的是什麼營養素（大多數是 no food）。當時主治醫師開給我維生素 B 群讓我多補充，我心想：何不直接攝取富含豐富維生素的蔬果？於是才開始我的療癒之旅。

咖啡因、阻礙健康的食物（蛋、奶、麩質、大豆、玉米、豬肉）真的會傷害我們的神經，直到我躺在醫院病床上，臉上插滿針才明白。我走了好幾年走到今天，不希望任何人跟我經歷一樣的惡夢。

重訓起初我也被健身產業迷惑，吃了一陣子高蛋白飲食，發現身體還是持續發炎，我決定傾聽身體的聲音，相信自己的身體，

吃讓身體覺得舒服的食物。於是我放棄高蛋白飲食，轉而攝取更多蔬果，結果並沒有讓我的運動表現下降，反而還更好！我感覺身體很輕盈、頭腦清晰，馬鈴薯和香蕉讓我運動表現極佳。我現在完全康復，蔬果治癒了我的神經性疾病，現在我可以微笑、正常生活，經歷這一切，我不願再回頭，我要一直往前走，擁抱西芹汁、擁抱蔬果、擁抱健康。

我們都值得健康的身體，享受美好的人生。

匿名

📁 便祕、經痛、嚴重水腫、肌肉緊繃、半夜醒來咳嗽、濕疹

曾經，我也把西醫醫療當成一切，以為哪裡痛就吃止痛藥，哪裡癢就買藥膏就好，醫生叫我吃黃體素、避孕藥調經我就乖乖吃，儘管不知道要吃上幾個月還是幾年。而會有便祕、經痛、嚴重水腫、肌肉緊繃、半夜醒來咳嗽、濕疹抓到整條腿都是疤，都只是我體質不好。

直到醫生再也救不了我，生理期來的時候每兩小時就要去一次廁所，連睡覺的時候也一樣；一個月生理期來兩次，每隔幾個月就要去輸血。最後連最愛的潛水都放棄，因為我連走到家裡對面

的便利商店都會喘，連站著排隊都有困難。

　　活著卻什麼都沒辦法做，只能活著。一個月超過二十天身體都在虛弱與疲憊中度過，剛好遇上疫情，每天都躺著，要出門就是吃止痛藥。一度考慮是不是把子宮切掉算了，那時候我才29歲。

　　醫生說我的體質把肚子切開處理以後還是會復發，他說打停經針停經三個月，三個月過後對身體完全沒有副作用。他說用更強的荷爾蒙藥我的健保有給付。這些話聽起來有多荒謬。身體裡每一個運作都有它的意義。生病也是，免疫系統不會攻擊自己。

　　後來我轉中醫治療，戒斷了荷爾蒙藥物（荷爾蒙藥長期吃後再停藥很容易引發身體反彈）。中醫告訴我不要再吃蛋奶麩，我開始減少點吃，生理週期開始變得正常，我也能夠有正常的生活活動，能夠工作，能夠出遠門。但半年後中藥的效果開始停滯，我也開始很焦慮，西醫目前除了切除之外沒有其他治療方式了，而中醫的效果好像就到這裡而已。

　　後來在各種草藥的嘗試下，我試了第一杯西芹汁。一開始只是看到別人說喝西芹汁對經痛有效。於是我開始了第一杯，發現對我長期的脹氣很有用，胃不會莫名地悶痛了。於是繼續了解下去後發現這是來自《醫療靈媒》的資訊，而除了西芹汁之外，還有很龐大的身體療癒資訊。

　　從去年10月開始早上起床後固定喝檸檬水跟西芹汁，我的腸胃脹氣不舒服、濕疹、水腫，還有半夜乾咳問題有了大幅改善，於是我繼續喝了下去。後來了解更多資訊後，我加入了更多有療

癒效果的食材，眼睛因為長期用眼跟戴隱形眼鏡而有的疲勞與分泌物也改善了。一直到今年 1 月，我開始在飲食裡加入大量生菜水果，長期的便祕問題沒了，肩頸、肌肉也不像以前那麼緊繃。

一直到 4 月初，在一樣有做食療的網友鼓勵下，我嘗試了這套食療裡最有名的九天排毒療法。我的生理期疼痛第一次有了大幅且明顯的進步。

在這九天中，每天最重要的是西芹汁跟檸檬汁，然後完全不碰任何油脂，包含堅果、料理用油。食物只吃生菜、水果或用蒸的蔬菜、地瓜和馬鈴薯。後來我還追加了進階版排毒，全程只吃生菜與水果。這九天的時間除了一直洗菜跟上廁所很煩之外，真的是身體最舒服的一段期間。

讓我覺得最神奇的是，我的左腳踝有慣性扭傷，睡前都會有一點點緊繃不舒服，也是看遍了物理治療都沒用，屬於有點煩但不至於影響生活的程度，但在排毒的過程中，這樣的不舒適感從五分降低到了只剩下一分，左腰側的慣性緊繃感也不見了。

雖然一恢復飲食，這些不舒適感也一點一點回來，但真的可以感受到身體有好好地真的修復了一點點，而不只是靠吃藥把症狀壓下去。我的排毒療程做得很短，甚至後悔自己太晚做，沒辦法多做幾次。生理期的疼痛跟出血量在這兩個月做完兩次排毒食療之後減少了三分之一，是過去吃了一年的西藥、半年的中藥都沒有辦法達到的結果。接下來開始會變得比較忙，無法做完整的九日排毒，所以只能從日常飲食小小著手。

很多人會問，所以是改吃素嗎？不是，素食地雷一堆。有的素食讓身體變得更糟。我現在還沒辦法完全按照《醫療靈媒》的方式吃，偶爾為了方便會去吃一些雖然知道對身體不好的食物，但了解原理之後，至少知道怎麼適時讓身體休息。

我們的免疫系統不會攻擊自己的身體，而西藥卻都在打壓我們的免疫系統。很多食物、病毒、環境毒素都在造成身體發炎，身體應該要有自癒能力自行修復，但當身體的負荷過重，就會產生各式各樣的疾病。醫療靈媒資訊可以告訴我們的是，什麼樣的食物能讓身體好好休息。

30 歲女，自由業，派派

📁 M 型禿、痔瘡、猛爆性肝炎

最近很熱衷在飲食調整，才發現自己以前有多不愛惜身體，讓它受了很多苦。也察覺到身處的這個時代，要吃到天然、無毒的食物有多困難，但我是不會放棄的！因為身體是第一重要的事。沒有好的身體，就沒辦法在地球上體驗各種美好了。

曾經以為自己不吃肉就符合健康的標準，直到因為猛爆性肝炎差點升天才意識到自己的無知，也很感謝遇到這個危機迫使自己必須重新審視飲食觀念，才有機會接觸到西芹汁。

後來接觸到《醫療靈媒》，看到了很多和大眾健康觀念背道而馳的資訊。好奇心驅使決定把自己當成實驗小白鼠，很徹底地執行四個月：每天西芹汁、檸檬水、無蛋奶麩、無油鹽糖、無肉，蔬菜水果占每天飲食百分之七十。檢查自己的身體後發現：

1. 精神變很好。
2. 完全不便祕了，每天都很順暢。
3. 困擾很久的痔瘡好了。
4. 之前開始有 M 型禿，現在頭髮也慢慢長回來了。
5. 之前皮膚很容易長痘痘，現在幾乎不太長。
6. 身材是我這輩子最好的時候。
7. 情緒變得很穩定。

原來自己被舊的觀念騙了那麼久。才短短四個月，竟然可以有這麼多改變。

曾經以為這些毛病是每個人年紀到了都會有的症狀，但只要透過排毒和吃對的食物，我們都可以讓身體重新啟動，達到更好的狀態。這場實驗才剛開始，我想感受自己恢復到原廠設定時的感覺。謝謝安東尼和所有在對抗這有毒體制的朋友們，有了你們我不孤單。

39 歲男，自由業，Yorick

📁 健身營養補給與孩子語言發展遲緩

重建健身營養補給觀念

我以前就不喜歡吃肉，我吃很多蔬菜、水果，每天喝蔬果汁。加入線上訓練後，因為被提醒飲食不夠高蛋白，我開始提高動物性蛋白質的攝取量。為了計算熱量，水果的攝取量也大幅降低。過程中我其實一直很疑惑，難道食物本身的營養已經不重要了嗎？所以飲食只要看三大營養素的比例和熱量就好了嗎？接著我開始無止境地脹氣、便祕、晚上失眠、白天疲累。我沒有發現是飲食出了問題（甚至認為自己的飲食方式是完美的）。

一直到去年開始醫療靈媒飲食法後，身體逐漸變得輕鬆舒服，我才意識到以前的飲食方式真的很不 ok。中間當然有些拉扯，擔心蛋白質攝取不夠會不會掉肌肉，事實證明真的是多慮了。

總之，以前我也會帶著學生走增肌減脂的循環，現在不會了。多吃蔬菜（礦物鹽）和地瓜、馬鈴薯、水果（天然葡萄糖）就能提供身體合成蛋白質的原料。不需要狂吃蛋、乳清或動物性蛋白質，給自己一點時間嘗試改變，真的會感受到身體的變化。

療癒孩子語言發展遲緩

身為一個媽媽，其實更讓我在意的是現在的小朋友普遍自閉症、過動症、注意力不集中、情緒障礙、發展遲緩等比例非常高的問題。而且沒記錯的話，自閉症在醫學上基本上是找不到原因的。為什麼現在小朋友有這樣的發展障礙比例越來越高呢？就是生活中、環境中讓我們接觸到的毒素已經太多。

我的小孩在快 3 歲的時候，曾經被評估為語言發展遲緩。除了積極早療之外，我也毅然決然幫孩子調整飲食（全家一起調整），喝西芹汁排毒，戒除蛋、奶和麩質。

很奇妙的是，剛開始調整飲食戒除蛋、奶、麩質，還沒開始喝西芹汁，孩子的語言能力就開始爆發了。目前小孩 5 歲，發展和同齡的孩子無異，後來甚至被評估語言能力是超齡的。

我也建議身邊孩子有類似狀況的朋友，先從調整孩子的飲食開始。很可惜的是大家聽到要戒除蛋、奶、麩質，普遍接受度都不高。在外面也看到有家長為了控制孩子失控的情緒狼狽不堪，為了能夠讓小孩冷靜，只好掏出太空包零食給孩子吃，我都看得好揪心。

這樣真的沒有幫助，只會不斷惡性循環。真的好希望大家能正視飲食調整這個關鍵。

39 歲女，健身教練，Olivia

📁 頭暈、耳鳴、生理痛、頭痛、蕁麻疹、便祕

　　我是一名護理師，之前其實有聽過醫療靈媒飲食，但我單就字面覺得是怪力亂神，便忽視了。直到打疫苗身體出現不適，開始胸悶、心悸，我也有做相關檢查，但結果都顯示無異常。其實我非常懼怕打這次的疫苗，因為快速研發，我們其實就是被實驗者，但當時嚴重疫情帶來的恐懼以及在醫院工作，即便不想打，仍會被「關懷」。

　　我因為打完前兩劑出現不適，常被取笑慮病，直到同事打完三劑也開始出現症狀，我才被相信。也因為這樣，我開始認真了解醫療靈媒資訊，它不是怪力亂神，不過是以蔬果為主的飲食。所以我開始執行。原本我只吃雞肉、海鮮和少量豬肉，但雞跟豬也不一定會吃，要看烹調方式（超怕肉味），所以戒除這部分不難。難在我因為少肉，飲食幾乎以蛋、豆類為主，還有每天都會喝咖啡（家中還有磨豆機和咖啡機呢）。此外，我小時候就怕奶味，不喝奶，但奶製品像優格、乳酪，或加在咖啡、茶裡面就可以。但人在面臨危機時總是會想辦法處理，因為有症狀了，我蛋、咖啡、牛奶和豬肉幾乎是快速就戒掉了，也盡量無麩。唯一擔心的是水果，因為在醫療體系工作的緣故，一開始我對水果的糖分是擔憂的，但感謝醫療靈媒讓我能重新體驗水果的美好。

到現在，我的身體其實都是些小症狀：頭暈、耳鳴、生理痛、頭痛、蕁麻疹、便祕、冬天會出現的皮膚狀況等，沒有像部分 M 友有嚴重影響生活的症狀。療癒後，身體反饋出來的是不易浮腫和輕盈感，頭痛、耳鳴的頻率少了非常多，生理痛也減輕很多，甚至完全不會痛（以前是需要到急診室打止痛），經血顏色也不那麼暗沉。但一定要戒掉阻礙健康的食物，因為以前嘗試過吃生菜，但生理痛加劇。冬天的皮膚狀況也沒出現了，口腔味道、脹氣、便祕也改善了。

開始醫療靈媒療癒後，確實身旁有人會覺得我很怪，家人也會擔心，但我看他們吃著阻礙健康的食物，也是替他們擔心。雖然都是些小症狀，但身體很誠實，給的反饋是真實的，何況我們傷害了身體那麼久，所以我會繼續，而且這樣的飲食法對動物、地球也友善。

要說醫療靈媒飲食的缺點，就是外出飲食需要注意，容易被歸類在難搞的朋友。曾經有非醫療的朋友，問我打追加劑的想法，我說我不會打。往後我想會有更多沒見過的疾病出現，我們要做的應該是鞏固好自己的免疫力。藥物有療效，但也有副作用啊。

43 歲女，專科護理師，Claire

📁 濕疹

過著醫療靈媒生活已經滿兩個月了，喝檸檬水、西芹汁、無鹽無油飲食、拒絕阻礙健康的食物，進行了單一飲食兩輪共三週，感受到身體有很大的好轉。

目前明顯改善的症狀有：

✓ 脹氣和腹脹減少（腹圍少 8.5 公分）。

✓ 右髂脛束不再緊繃，卡住的感覺大幅減少。

✓ 上臂毛孔角化平滑許多。

✓ 皮膚不乾燥。

✓ 浮腫消去。

✓ 腳皮大大減少。

✓ 分泌物的量及氣味減少。

✓ 經期下腹悶已無感／血量減少。

✓ 耳朵出油／耳垢油皆減少／眼屎減少。

✓ 身體感覺輕盈，走路速度快很多。

✓ 心情容易緩和。

✓ 焦慮頻率下降，維持時間變短。

✓ 與進食的關係變得健康，不會暴飲暴食。

✓能開始感受到身體對食物的正確需求。

✓不需要攝取咖啡因。

✓不需要情緒性進食。

我從出生以來就是個濕疹／異位性皮膚炎患者，西醫的所有治療方法，我在成年之前都試過了——擦類固醇藥膏、打腎上皮質、吃抗組織胺。藥膏很快就會失效，擦薄薄一層根本不夠，幾乎要跟面膜一樣厚才覺得有點效。

全身多處濕疹、流組織液、流血，從小時候到國中，點點血跡常透出我背後的白色制服，小學同學還在聯絡簿上寫我看起來很奇怪。小學時的冬天，家人為了預防我皮膚乾裂，在我臉上塗滿厚厚的凡士林，厚重黏膩的觸感讓兒時的我不舒服到想大哭，但我不能哭，因為哭會引來關心和擔心。

我整個人生幾乎都在被皮膚折磨著。長大後我早就放棄西醫治療，對現代醫學不信任。開始接觸正統中醫、自然療法、順勢療法、另類療法、芳療、花精、運動、改變飲食等。

正統中醫曾經拯救過我幾年的時間，但藥費超過我極其有限的經濟能力。

而且必須依賴他人才能好轉給我帶來深刻的不安全感。我試過裸食，明顯有好轉，但對熟食的渴望讓我難以持續，後來反撲回到純素的垃圾食物。一直在健康飲食與垃圾食物之間搖擺。也試過高蛋白飲食，但精神越來越差。

我嘗試了太多，最終幾乎不再期待健康，因為從來沒有真的健康過。

　　《醫療靈媒·改變生命的食物》待在我書架上好幾年，因為除了蜂蜜之外都在說植物性飲食的好，在不以動物權為主的健康飲食流派中是我很欣賞的。但靈媒之說令我卻步——台灣的 vegan 已經沒有立足之地，整個無肉飲食的基礎完全奠定在宗教與神祕主義之上，去接近靈媒體系對我來說太恐怖了。書我沒事會翻，但不會想深入研究，儘管這幾年時不時在網路上會看到醫療靈媒的資訊，我依然不想靠近。

　　兩個月前，某一天不需要排戲的日子，我一醒來就開始狂吃。我其實常這樣，跟食物的關係很扭曲，彼此虐待，把食物當成毒品，變成逃避的洞窟。那天我被心裡的「毒癮」驅使著出門覓食，像個喪屍，沒有理智。我吃了第一餐，不夠，移動到另一個地點，再吃一餐，還是不夠，又吃了第三餐。我早就飽了，但心裡就是沒飽，但我身心其實都清楚知道這種情況該停止了，只是我不確定該怎麼做。

　　其實，我有點知道該怎麼做。今年我陸續接觸到醫療靈媒的知識，開始感覺到過去我幾乎排斥靠近醫療靈媒的焦慮感已經不再控制我，也開始感覺到這是一個我應該朝向的方向。

　　那天我吃完第三餐，其實已經再也吃不下了，但心理上還是飢餓。一看到果汁攤，我幾乎是不假思索地問能不能買純西芹汁。可以！於是我喝下人生第一杯西芹汁。原來不可怕，還挺好喝的

（明明我畢生恨芹菜）。

隔天我就買了西芹，在家土法煉鋼榨西芹，然後神奇地發現我對不健康和過量食物的偏執立刻改善了。是一種飢餓許久的身體終於獲得營養、長年旱季終於迎來一場雨、電量不到百分之十終於能開始充電的感覺。這種脫下沉重枷鎖的感覺，讓我兩個月以來的身體、情緒、心靈都明顯改善，明顯朝著健康的方向前進。

雖然好像得跟很多美食告別，但其實我是以邁向健康的身軀重生，令我期待起很健康很健康那一天的到來。在那之前，我將繼續喝檸檬水、西芹汁、重金屬排毒果昔，用食物治療自己，讓它們成為良藥來滌淨我辛苦的身體。

我要成為我辛苦身體的朋友，好好待它。

43 歲女，劇場演員，Mayo

📁 焦慮症、強迫症、觸覺和聽覺敏感、認知障礙

今天是我們開始醫療靈媒療癒的三週年紀念日！幾天前我告訴兒子朋友的媽媽，我兒子大衛開始實行醫療靈媒飲食和排除重金屬之前是什麼樣子，但對方完全不相信這是真的，因為她覺得我兒子現在真的很健康！

她說我兒子是個貼心、可愛、健談又難得的玩伴。很難想像三年前大衛無法控制自己的樣子：患有焦慮症、強迫症、觸覺和聽覺敏感、飲食和睡眠失調、社交恐懼症、運動行為障礙、遊戲行為障礙、感知不存在和認知障礙。尤其因為大衛不會用語言表達，所以很常因為莫名的壓力、高度沒耐心和恐懼尖叫一整天，讓我們一點希望都沒有。好好坐車是不可能的，也不可能去超級市場，沒有人能靠近我們，連家人都無法理解我們，真的是很痛苦的一段日子！

　　但是我們辦到了。在開始幫助孩子療癒的第一個月，因為狀況真的很難以忍受，我只能不停地聽從灰燼重生的廣播，安東尼告訴我們：人生只有變化是不變的，沒有事會永遠不變，暴風雨一定會過去，只是你必須堅持到風雨過去才能再次看到太陽。這段話帶給我很多勇氣，而今天，我要說：這一切都是真的！我們的暴風雨已經過去，現在終於可以和深愛的孩子過著正常的生活。

　　過去這三年的過程有好有壞，有好的進步，也有一遍又一遍的倒退。尤其是去年一整年，整體狀況非常不樂觀，很像回到一開始，但度過那段時間之後，我們卻感覺和以前比起來越來越好了，非常地開心與充滿感謝！

德國‧Sandra

🗁 自閉症

我每天都感謝神讓我們有醫療靈媒療癒自閉症的做法，這是我們實行超過五年的進步。剛開始的時候尼可拉斯無法講話，醫生說我要有小孩這輩子都無法講話和得吃藥的心理準備。只有一個人給了我們不同的看法，《醫療靈媒》分享了自閉症是因為重金屬的關係引起，利用溫和的特定食物，像是重金屬排毒果昔，可以幫助他排除重金屬，改善自殘、尖叫和無法說話。

實行第一週之後，我們發現在遊戲中開始可以和尼可拉斯有一點眼神接觸和得到他的注意力。從那個時候開始，我們就更確定要努力地實行！！

在一年之內，尼可拉斯開始可以閱讀和說話。有些症狀需要多花一點時間療癒，這個月我們有了重大突破，他可以直接用杯子喝水而不用吸管了。這類的精細動作花了最長的時間恢復。

現在，尼可拉斯就讀一年級而且不需要幫手，好幾年前，小孩通常會避開他或排擠他，因為害怕他的尖叫聲。他們不了解為什麼他不好好講話，而要用尖叫來溝通。

現在，尼可拉斯在班上有很多很好的朋友，下課之後也會一起玩，朋友們還會參加他的生日慶祝。再也不是像過去一樣孤單地自己過生日了，感謝神。

回想過去那些日子，我的手臂上都是被尼可拉斯咬的痕跡。我們要去買菜也很困難，因為他很害怕電動門。想到這段日子就會讓我掉眼淚，在超市門口的地板試著保護我自己和抱著正在尖叫的尼可拉斯。我都還記得那些友善的陌生人或是對我們視而不見的人。

現在，生命對我們來說是很甜蜜且充滿祝福的，這一切都要感謝醫療靈媒。尼可拉斯現在可以享受他的生命，表達他的感受和熱情，這也是我最希望他能擁有的事。

加拿大 7 歲男孩尼可拉斯的母親

📁 帕金森氏症

我實行醫療靈媒資訊已經有三年的時間，雖然過程有高有低，但是我仍然慢慢地療癒帕金森氏症。我很感謝自己能勇敢對抗這個可怕的疾病。雖然三年的排毒之後，疼痛都消失了，但是顫抖的問題有嚴重一些，導致我不太方便行走，但是……看看今天早上發生了什麼事！我又能再次走路了！

帕金森氏症會讓你變得很悲慘，讓人生失去光亮，最後什麼都沒有，這就是我以前的樣子。但現在一切都不一樣了：疼痛、發抖、行動緩慢、不良於行……這些都過去了！我逆轉了所有症

狀，因為神給了我重生的機會，讓我學習醫療靈媒的資訊幫助身體自然地療癒。我常常說：唯有一個人的努力，才能把不可能變成可能。

那人就是安東尼・威廉，他付出了將近一輩子的時間分享來自高靈的資訊。感謝你！

法國 46 歲男，Arjen

📁 自律神經失調、慢性疲勞、恐慌症、憂鬱症、不寧腿、多囊性卵巢症候群

那天跟陌生人聊天，才發現原來自己問題有這麼多。

自律神經失調、慢性疲勞、恐慌症、憂鬱症、不寧腿、多囊性卵巢症候群、念珠菌感染、痘痘、肝炎、腸躁症、肥胖、三酸甘油酯過高、貧血、失眠、脂漏性皮膚炎等，這還不是我全部的症狀，只是我當下想得到的。

還有掉髮、焦慮症、膽結石（膽已拿掉）、腦霧、毛囊炎（頭皮）、脂肪肝、心律不整、肝指數過高（持續了五、六年），也曾被醫生警告再發炎下去可能會肝硬化，然後同時吃著精神科的藥。吃了一年，原本醫生信誓旦旦希望我三個月後能停藥，殊不知藥量越來越重。

記憶最深刻的是，發病的時候有一次看醫生，我焦慮得一直不由自主地搓手心，眼神不敢和任何人類對焦，如果你認識當業務以前的我，在路上看到那樣一個人，你一定完全認不出那是我。

　　基本上我那時的生活不叫作生活，那叫作活著而已。沒有靈魂、沒有力氣地活著，後來真的不想三餐都這樣吞藥，心理諮商後，果斷地自行斷藥。原本以為諮商的效果好到我已經不會再失眠了，結果只是短暫的快樂，但也慶幸自己對服藥的怠惰，讓我現在可以少排一些毒。

　　斷了藥後，當然就完全變成一個廢人，勉勉強強可以偶爾出門（房門），對，基本上我可以整個禮拜都待在房裡，也變得無法開車、無法看書，因為腦霧的關係，我沒辦法集中注意力，有時候光要看懂一個句子就必須看兩、三遍。開車開沒多久眼光會散開，像在發呆那樣。

　　後來學會自我療癒後，靈魂慢慢被修復，一些小小的生活技能慢慢被我撿了回來，但也僅僅如此而已。今年 3、4 月，我開始接觸排毒飲食，一開始吃了直銷（很貴，而且我還沒開始還債），直銷的排毒我也自認無法吃得長久，因為沒錢。

　　然後突然認識到醫療靈媒資訊，研究兩位學姊的 IG 一個禮拜，我就直接轉 MM 飲食，從只有一把調理棒跟豆漿布，這樣打西芹汁再擠汁，喝了一個月，確定自己的堅定，也親自體驗西芹的威力，然後陸陸續續買了破壁機和慢磨機。

　　前面一個月因為配合直銷的飲食，先讓我瘦了 9 公斤，但是體

脂比起當初結婚時同樣體重的時期，還是高了百分之六左右。後來看了《醫療靈媒》，才發現都是因為肝臟功能遲滯，畢竟我都發炎五、六年了啊，而且中間還不斷吃了一堆蛋奶麩餵養病毒。

到現在療癒飲食進行了五個多月，很多症狀都改善了，每天起床後一杯檸檬水、西芹汁（或小黃瓜汁）、救肝果昔（或重金屬排毒果昔）、無油早餐、戒除阻礙健康的食物，還有執行兩次369排毒，一次加上兩輪789。

現在可以好好睡覺，可以開車載孩子上課，可以好好生活，可以照顧好自己，可以接受自己的情緒，也不再隨時梳頭髮就掉一大把在手上。感謝生命的洪流帶我來到這，感謝一切人事物，感謝我讀懂《醫療靈媒》，感謝自己身體力行，感謝自己讓自己又重新擁抱生命。希望看到文章的任何一個你，也可以不再受病痛折磨，讓自己的身心靈可以回到能夠掌握人生的狀態。

31歲女，家管，阿寶

📁 焦慮症

我無法忘記九年前我受到焦慮症的巨大衝擊。在此之前從來沒有出現過任何徵兆，突然有一天我開始很驚慌，自此之後恐懼感便再也沒有消失過。我去找醫生，希望他能幫助我找到答案，因

為我不覺得自己會得焦慮症，但醫生跟我說：「我不知道你為什麼會得病，但是焦慮症會伴隨你一輩子。」聽到這句話的當下，我覺得自己彷彿在地獄一般。

之後我便開始不斷尋找療癒焦慮症的方法，我一直覺得一定會有辦法讓我可以好起來。以下是我做過卻無法幫助療癒焦慮症的事：冥想、呼吸運動、能量療法、運動、補充品、原始人飲食、念珠菌排毒法、戒除咖啡因、正向思考、視覺化、重複地暴露、避免酒精、多睡覺、減少壓力、諮商、心靈成長書籍、功能醫學。

誰也是這樣？對，上述有些東西確實有幫助，但還是無法完全根治我的焦慮。當我找到醫療靈媒的資訊時，我已經沒有什麼可以失去的了。兩年前，我開始實行醫療靈媒療法之後，幾個月就感覺到立即的改善，十四個月以內，焦慮症就痊癒了，而且已經十個月沒有發作了！現在我可以做任何我想做的事——我可以開車送孩子上學不會焦慮，可以和朋友聚會，工作開會也不會感到不安，我可以重新好好生活了！

另外還有一件事是我找回我的幽默感，當我不再被焦慮的思緒困擾，生活頓時輕鬆了不少。

美國，Candice

📁 癌症

癌症五年了，這期間做了化療、免疫、標靶、放射、手術。全部的次數早已數不清，嗎啡劑量更是打到可以送安寧病房的程度！我是透過一個二十三年不見的同學開始接觸醫療靈媒資訊的。她是我第一個喜歡的女生，我找了她二十幾年，被我找到後，她得知我癌症，就告訴我可以參考醫療靈媒資訊，安東尼的書也是直接寄給我看。我沒考慮，直接就開始喝西芹汁和重金屬排毒果昔，每天都吃蔬果，也完全不攝取油脂。

在這些日子幾乎整天昏睡、患處疼痛不已、嚴重便祕，無法做任何事，彷彿行屍走肉般的生活。住院期間都是五天以上才能排便，但我出院後的第一天，一喝西芹汁馬上恢復正常，不管是精神或是便祕問題。雖然我偶爾還是會痛到打嗎啡，但現在我的生活狀態幾乎和沒生病前差不多了。

親友的部分我不會多說，讓他們自己看我的效果，因為我認為「自己想要」跟「別人說」比起來，發自內心地想讓自己健康才會持久。

接觸醫療靈媒資訊後的第二個月開始，我就明顯感受到不一樣。在此之前我整天都在重複昏睡和行屍走肉般的生活。一直到現在第八個月我都沒有斷過這樣的飲食法，除了住院時不方便準

備西芹汁，但一樣會喝蔬果汁。

我是癌症第四期 B，早在五年前醫師就認為我時間不多，我也看得很開，放鬆心情來面對每一天。我總是給外人正能量，很多社團的人私訊我，我也是把我自己的親身體驗完整告訴他們，希望可以讓更多還在猶豫的人更積極地相信安東尼。

38 歲男，自由業，湯小白

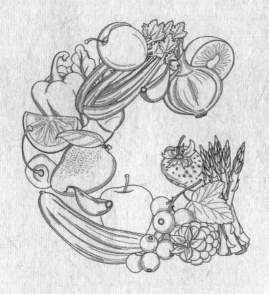

第 7 章

✦

你該不會這樣就飽了吧？

35道容易上手又美味的必吃MM料理

很多人會問：MM 飲食的限制好像很多？這不適合、那不能吃，到底能吃什麼？請放心！我們這就來分享我們自己在家會做、簡單又耐吃的各種餐點，同時也邀請許多知名餐廳的專業大廚和我們分享他們的 MM 料理。相信我們，MM 世界裡多的是你沒想到的美食！

更多 MM 料理的作法及步驟，只要掃描下列 QR Code，就能看到朵媽的自製影片清單喔！

本章料理除非特別標明，否則均為 1－2 人份，也一併附上各種食譜單位換算供大家參考：

● 1 杯＝美式量杯＝240ml

● 美式量匙 1 小匙＝5ml

● 美式量匙 1 大匙＝3 小匙＝15ml

● 美式量杯 1 杯＝細粉類 140g＝穀類 150g＝顆粒狀（砂糖類）190g＝液體 240ml

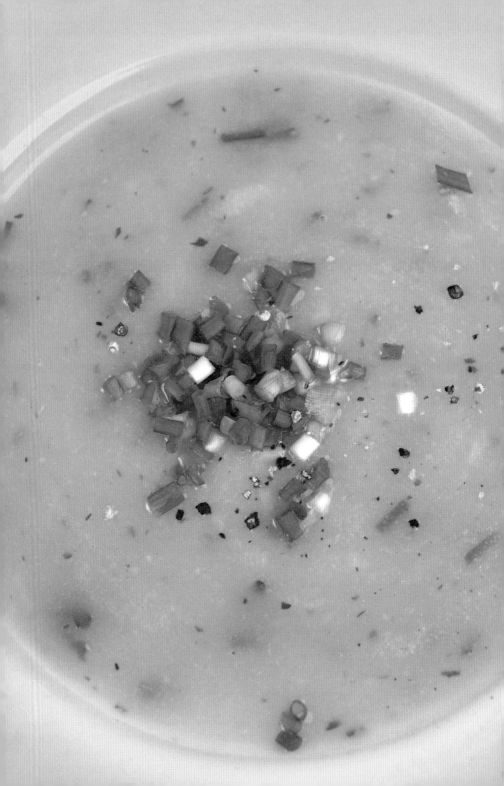

馬鈴薯蒜苗濃湯 * 此食譜為 3-4 人份

材料
蒜苗 3 根切碎（只使用白色和淺綠色部分）
大蒜 5 瓣
馬鈴薯 900g（去皮不去皮皆可）切塊
乾燥／新鮮百里香，或普羅旺斯綜合香草 1.5 小匙
月桂葉 1 片
水或療癒高湯 4 杯
海鹽（依個人口味酌量添加）
少許無麩質燕麥奶或無糖杏仁奶（可加可不加）

做法
1. 馬鈴薯蒸熟後備用。
2. 將蒜苗和大蒜用水或高湯炒 3–5 分鐘，直到蒜苗變軟。
3. 加入百里香和月桂葉，並倒入水或療癒高湯（植物奶可加可不加），煮沸後再以慢火煮 5 分鐘。
4. 稍微放涼後，以高速果汁機或攪拌棒分批將湯和蒸熟的馬鈴薯打碎，直到質地變得滑順。
5. 可加入蒜苗的綠色部分，並再次以小火加熱濃湯。
6. 如果需要稀釋調整濃度，可加入少許高湯或杏仁奶。
7. 加入適量海鹽或黑胡椒調味，關火即可上桌享用。

✎ 各種有機香料像是奧勒岡、甜椒粉和月桂葉等，我們喜歡在 iHerb 上購買。
✎ 植物奶則推薦無添加人工糖、人工香精與食物增稠劑的 Elmhurst 1925 無糖植物奶系列。

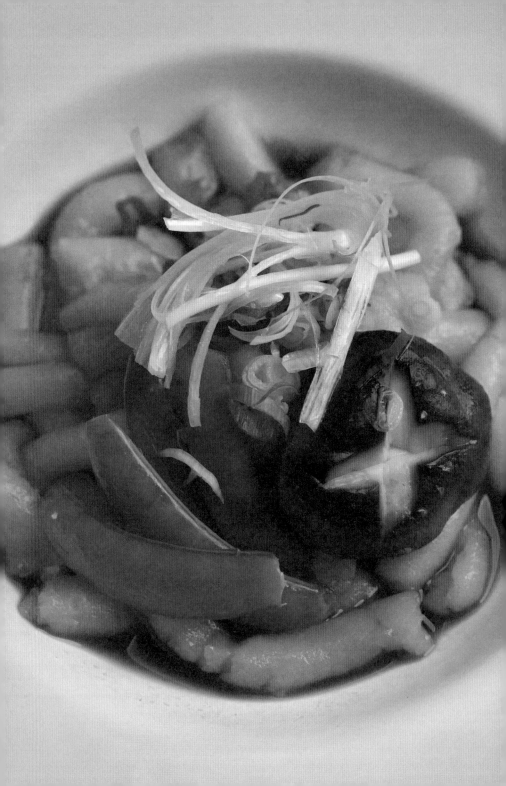

在網路上一推出就大受好評的人見人愛麵類替代美食！

台式蔥味屋冬

材料

麵條材料
馬鈴薯去皮切塊 360g
馬鈴薯粉 200g
溫水 120–150ml
海鹽適量（可加可不加）

擺盤材料
2–3 大匙香菜、青蔥、香菇
及豌豆莢

漿汁材料
蒜頭 2 瓣
水 2 小匙
新鮮現擠檸檬汁 2 小匙
椰糖，需要時可增加 1–2 小匙
椰子醬油，需要時可增加 2 小匙

做法

1. 將馬鈴薯蒸熟並壓成細泥。
2. 將馬鈴薯泥、馬鈴薯粉和溫水攪拌至均勻成團不黏手。如果麵團太乾，請酌量加入溫水幫助塑形，請記得一次加入一湯匙；如果麵團太濕軟，請加入些許馬鈴薯粉調整。
3. 將步驟 2 的麵團搓成烏龍麵條。
4. 將麵條放入滾水中煮，直到麵條從鍋中浮起。
5. 過濾後放入碗中放涼，加入醬汁和配料即可上桌。
6. 上桌前可加入 2–3 大匙香菜、青蔥、香菇及豌豆莢擺盤。

✐ 可一次多做一點麵條冷凍備用，食用前不須提前解凍，直接下鍋烹煮即可。
✐ 也可將麵團揉成湯圓或麵疙瘩的形狀，節省更多時間與變化口感。

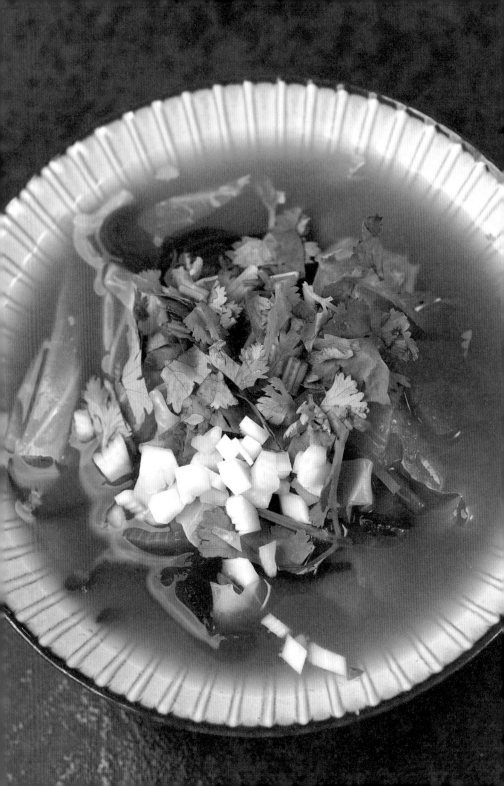

療癒菜羹

材料
水或療癒高湯 4 杯
香菇 2 朵
新鮮黑木耳 2 片
南瓜些許切片或切絲
紅蘿蔔 1/4 條切片或切絲
高麗菜 300g 大致切碎
香菜適量
新鮮薑片 2 片
蒜頭 1 瓣，壓成泥
中型地瓜 1 顆（可加可不加）

做法
1. 將療癒高湯與薑片放入鍋中一同煮沸。
2. 加入香菇、黑木耳、南瓜、高麗菜後，繼續煮 8–10 分鐘。
3. 用慢磨機將地瓜榨成汁，再將地瓜汁加入湯中攪拌均勻，再煮 2 分鐘。
4. 熄火盛盤後，撒上香菜和新鮮蒜泥即可上桌享用。

🖉 地瓜汁中的天然澱粉會讓湯汁產生勾芡效果，更具營養。

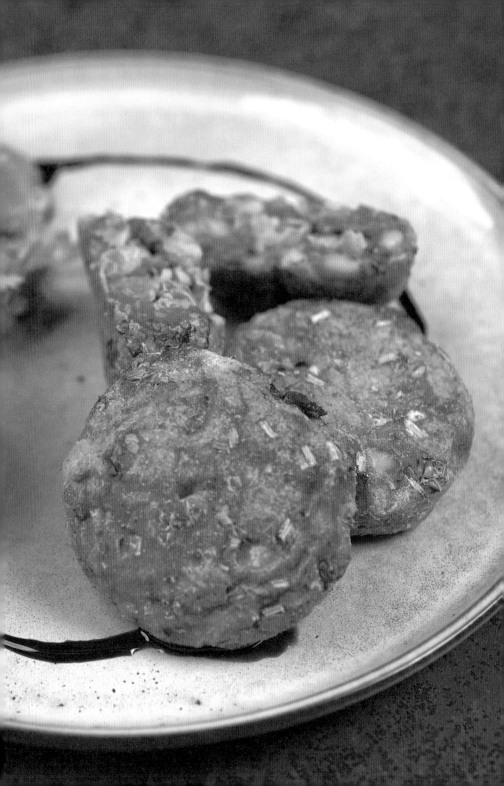

馬鈴薯咖哩餅

材料

餅皮材料
去皮馬鈴薯 4–5 顆
馬薩拉粉 1/2 小匙
咖哩粉 1/2 小匙
檸檬汁 1 小匙
孜然粉 1/2 小匙
海鹽適量
葛粉 1/4 杯或更多
切碎香菜或薄荷 2 大匙

內餡材料
青豆 1/2 杯
卡宴辣椒粉 1/4 小匙
芫荽粉 1/2 小匙
檸檬汁 1/2 小匙
薑末 2 小匙
切碎香菜
小茴香粉 1/2 小匙（可加可不加）
黑鹽適量（可加可不加）

做法

1. 將馬鈴薯和青豆蒸熟，各自壓成泥。
2. 製作內餡：將青豆泥加入所有香料拌勻，並以海鹽調整鹹度。
3. 製作餅皮：將馬鈴薯泥加入所有香料拌勻，再加入切碎香菜和葛粉，接著取適量搓成圓球並大略壓為圓盤狀，中心壓出凹處準備填入內餡。
4. 將內餡填入餅皮凹處，然後將馬鈴薯泥包裹餡料，必要時可加入更多馬鈴薯泥，並將餡餅壓平。
5. 將烤箱預熱至攝氏 180 度，烤盤鋪上無漂白烤盤紙，加熱約 25 分鐘或表面呈金黃色後翻面，將上下兩面皆烤至金黃色。
6. 取出後稍微放涼即可享用。

✎ 馬薩拉粉和咖哩粉我們喜歡使用來自台灣東部的香料品牌「香辛深淵」。

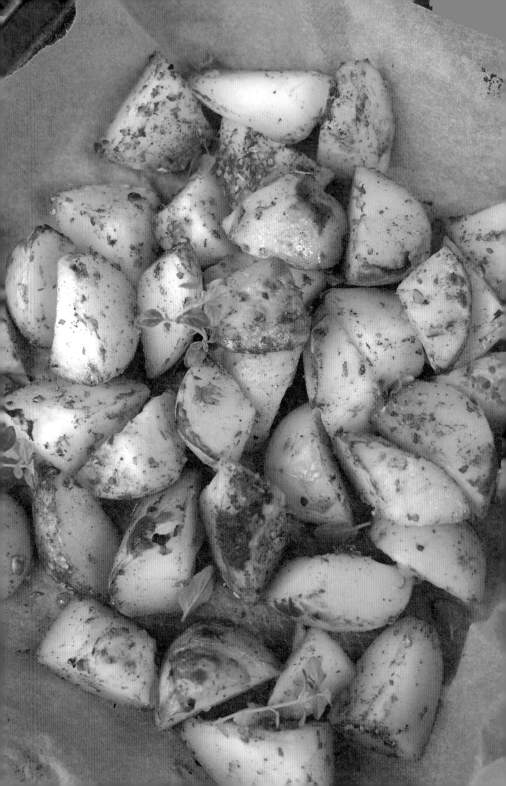

或是來個老派但經典又耐吃的吃法？

脆烤馬鈴薯 / 地瓜

材料　中型馬鈴薯 6-8 顆
蒜粉 1 大匙
洋蔥粉 1 大匙
紅椒粉 1.5 大匙
乾燥奧勒岡 3/4 小匙
海鹽適量
楓糖漿 3 大匙，需要時可再添加

做法　1. 將馬鈴薯蒸熟、切塊後放入攪拌盆中。
2. 將切塊馬鈴薯和其他剩餘材料放入攪拌盆中拌勻。
3. 將無漂白烤盤紙鋪在烤盤上後放上步驟 2 完成的薯塊。
4. 放入烤箱或氣炸鍋，以攝氏 200 度烘烤 12 分鐘或表面呈金黃色。

✎ 蒜粉、洋蔥粉、香料等可在 iHerb 上購買有機香料，或搜尋台灣品牌「味旅」。

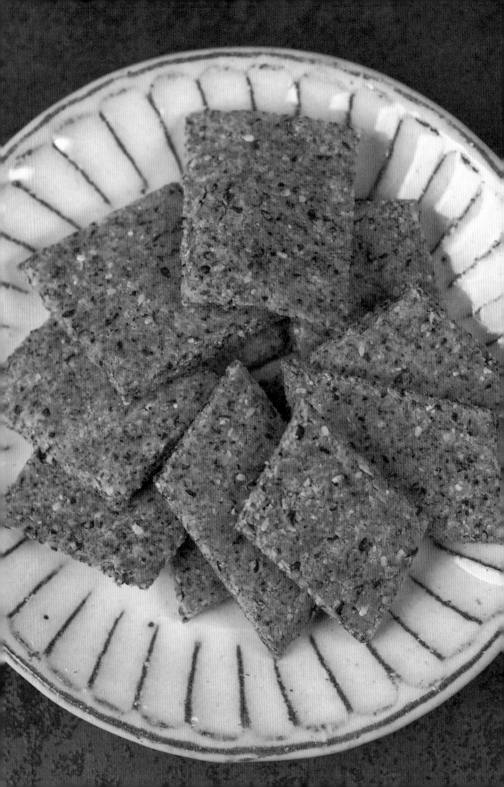

6 有時候就是想吃一點鹹鹹香香又脆脆的零嘴？我懂！

芝麻脆餅

材料
杏仁粉 60g
糙米粉 80g
火麻子 30g
亞麻仁籽粉 12g
白芝麻 20g
黑芝麻 10g
無鋁泡打粉 1/4 小匙
鹽 1/4 小匙
薑黃粉 1/2 小匙
酪梨或椰子油 1.5 大匙
飲用水 70g，需要時可再添加

做法
1. 將所有粉類材料加入攪拌盆中混合。
2. 加入椰子油和水，以攪拌棒混合均勻為光滑的麵團，並放入冰箱冷藏 1 小時。
3. 從冰箱將麵團取出，放在無漂白烤盤紙上，擀平到厚度約 1/8 吋左右（約 0.3 公分），最後將麵團切成 3 公分的正方形。
4. 將烤箱預熱至攝氏 180 度，放入烘烤約 10–15 分鐘或表面呈金黃色。
5. 請完全放涼後再享用。

✐ 將完成的芝麻脆餅放入真空保鮮盒中，大約可儲存一週。

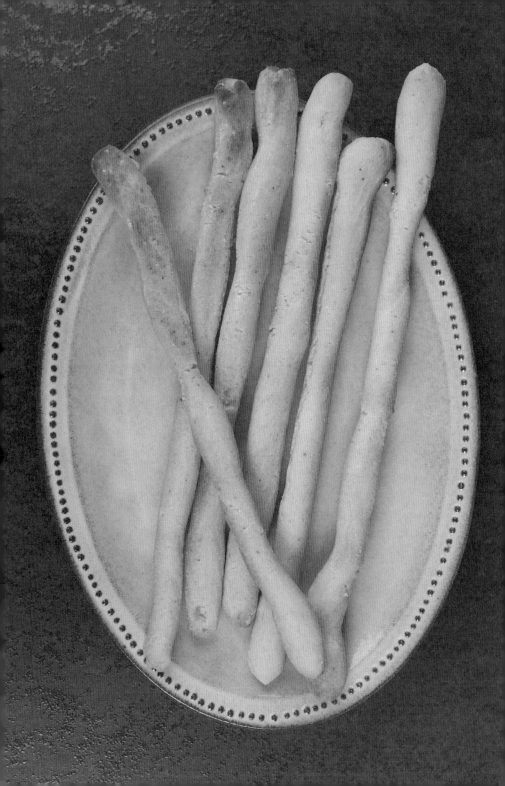

榮登我們家最受歡迎的零嘴或正餐都能吃的多功能好東西！

無麩質義大利麵包棒

材料　杏仁粉 50g
葛粉 65g
無鋁泡打粉 1/4 小匙
海鹽 1/4 小匙
白芝麻或切碎迷迭香 2 小匙
大蒜粉 1/2 小匙
洋蔥粉 1/2 小匙
橄欖油／酪梨油／椰子油（擇一即可）1 大匙
無添加植物奶或水 55g

做法　1. 將烤箱預熱至攝氏 180 度，將烤盤鋪上無漂白烤盤紙。
2. 在攪拌盆中將所有的材料混合，揉成光滑的麵團。
3. 將麵團分為數個小球，再搓成長條狀後放上烤盤。
4. 在表面塗抹些許橄欖油後，撒上少許白芝麻。
5. 將麵團放入烤箱烘烤大約 12–15 分鐘或表面呈金黃色。
6. 請完全放涼後再享用。

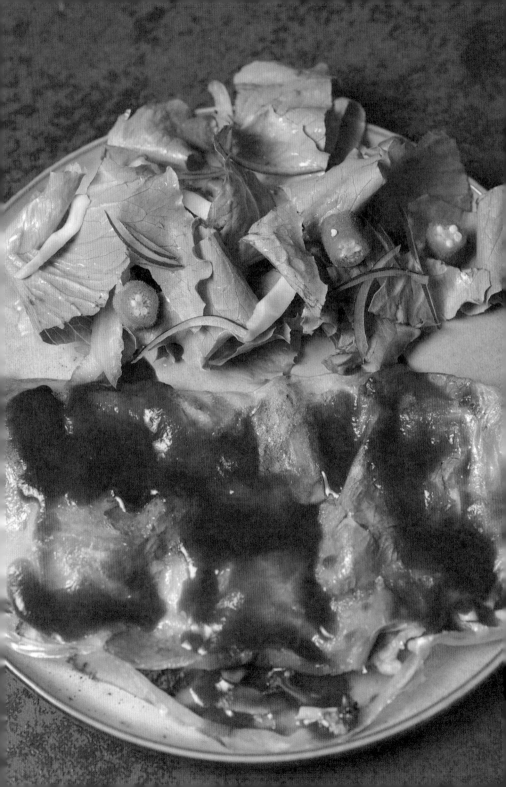

想念蚵仔煎Q彈的滋味嗎？請往這裡走！

純蔬食菇仔煎 * 此食譜為 1 人份

材料

內餡材料
杏鮑菇或任何喜歡的菇類
小白菜或空心菜

粉漿材料
水 90g-100g
地瓜粉 3 大匙（30g）
太白粉 1.5 大匙（15g）
白胡椒粉適量

醬汁材料（堪稱是菇仔煎的靈魂）
無化學添加番茄醬 1 大匙
椰子醬油 1 大匙（視鹹度調整）
椰糖 1 大匙
水適量（依喜愛的濃稠度調整）

做法

1. 將菇類蒸熟後切小塊備用。
2. 將粉漿的材料混合後倒入鍋中。
3. 加入菇類、空心菜或小白菜後，蓋上鍋蓋悶熟。
4. 蔬菜軟化及粉漿顏色變透明後即可對折起鍋。
5. 淋上調好的醬汁後即可上桌享用。

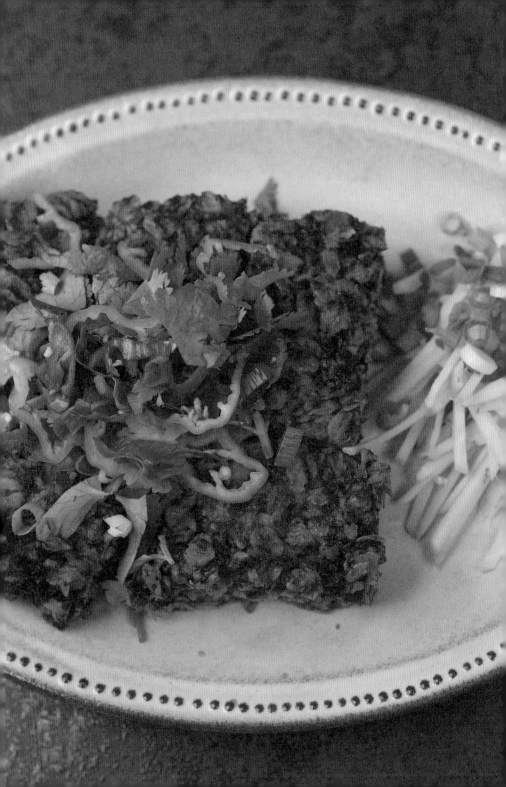

9 是的，你沒有看錯，健康又好吃的米雪糕（類似豬血糕）是確實存在的！
創意滿滿卻又道地結實的好口味，你一定要試試。

紫菜燕麥糕（米雪糕）

by 第一屆 MONSOON 盃 MM 美食比賽冠軍　陳蓮蓮

材料　無麩質燕麥 1 又 1/3 杯（150g）
　　　　樹薯粉 3 大匙（30g）
　　　　蔬菜泥 1 杯（250g）種類任選或是用水替代
　　　　水 1/4 杯（50g）
　　　　糙米醬油膏
　　　　楓糖漿
　　　　花生粉少許
　　　　香菜少許
　　　　紫菜 20g ／大西洋紅藻和紫菜各 10g

做法　1. 將紫菜、蔬菜泥和水放入果汁機中攪打均勻。
　　　　2. 再將燕麥以及樹薯粉加入混合物。
　　　　3. 將烤盤／容器微微塗上一層橄欖油／酪梨油防沾，或鋪上烤盤紙。
　　　　4. 蒸 25 分鐘至半小時。
　　　　5. 從蒸籠中拿出後放涼 10 分鐘，再切成適當大小。
　　　　6. 塗上糙米醬油膏加少許楓糖漿（依照個人喜歡的比例自行調整），
　　　　　 撒上花生粉和香菜即可上桌。

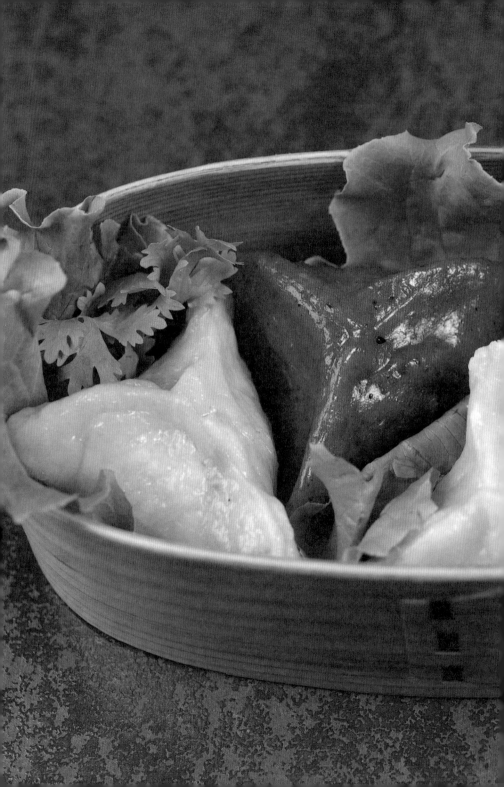

無麩質餃子

材料

內餡材料
蒜末
高麗菜丁
胡蘿蔔丁
蔥／乾香菇切薄片
椰子醬油／糙米醬油
五香粉／白胡椒

餃子皮材料
太白粉 100g
細地瓜粉／樹薯粉 30g
沸水 75g
菠菜汁／紅火龍果泥 40g

醬汁材料
椰子醬油或米醬油（味道太重的話可以加水稀釋）
蒜蓉（可加可不加）

做法

內餡做法
將所有材料放入鍋中炒軟，依自己喜歡的鹹度和味道加入適量椰子醬油和香料，餡料請炒乾一點比較好包入餃子皮中。

餃子皮做法
1. 在碗中混合粉類。
2. 將沸水倒入碗中，用筷子粗略攪拌（不用揉成球狀）。
3. 將菠菜汁或火龍果泥加入麵團中，均勻混合後揉至球狀，呈現三光：不沾碗、不沾手、麵團不沾。
4. 如果麵團太乾，請酌量加入溫水幫助塑形，請記得一次加入一湯匙；如果麵團太濕軟，請加入些許馬鈴薯粉調整。
5. 用樹薯粉／地瓜粉輕輕撒在台面上。將麵團揉成柔軟的麵團後分成6–8份，再將每個麵團桿成圓形。
6. 將餡料放入餃子皮中間並對折或是對角捏成三角形。
7. 放入沸水中煮大約 10 分鐘，即可上桌享用。

✎ 若想做成白色的水晶餃，請使用 30g 的沸水取代火龍果泥／菠菜汁。

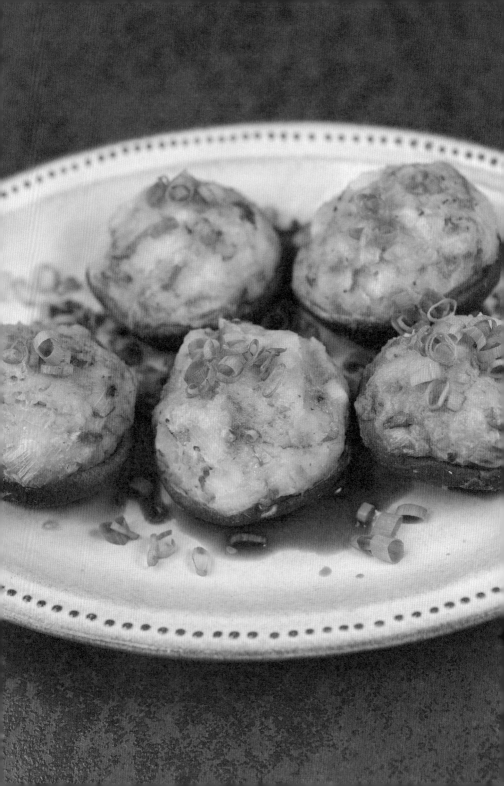

馬鈴薯和香菇戀愛了，但你是最開心的人！香味、鮮味、營養、飽足感一網打盡。

香菇鑲馬鈴薯

材料　**內餡材料**
香菇 4 朵
中型馬鈴薯 2 顆
蔥 2 根
洋蔥丁 1/4 杯
些許五香粉（依個人口味調整）

醬汁材料
蒜頭 1–2 顆切末
椰子醬油或糙米醬油 2 小匙
椰糖 1 小匙
水 1 小匙

做法
1. 用溫熱水沖洗香菇後去除蒂頭。
2. 將馬鈴薯蒸熟並壓成泥狀，加入蔥、薑、蒜、洋蔥丁、五香粉拌勻。
3. 將適量馬鈴薯泥填入香菇去除蒂頭後的部分。
4. 蒸大約 10 分鐘，取出稍微放涼後淋上醬料，撒上些許香菜即可享用。

✐ 香菇請跳過發黑或有黏液的，這代表香菇已經不新鮮了。
✐ 我們喜歡使用「香辛深淵」的台灣風味沾醬香料粉取代五香粉。

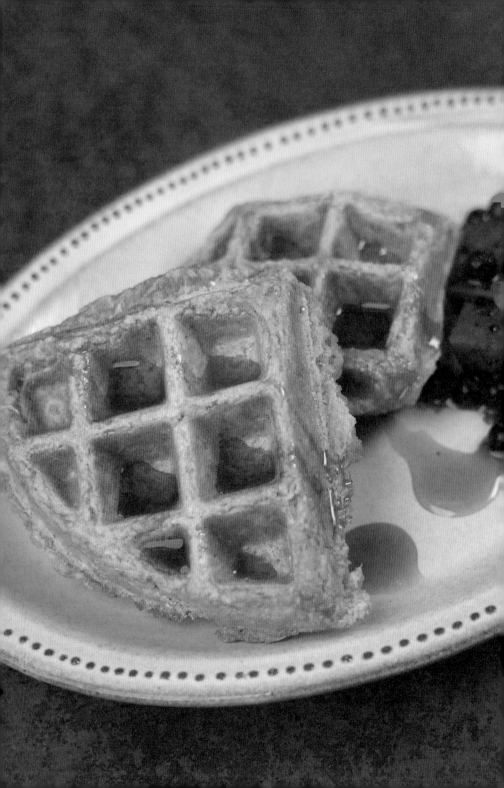

地瓜鬆餅

材料
烤／蒸地瓜 140g
楓糖漿 1 大匙
燕麥粉 75g
無鋁泡打粉 1 小匙
水 50g

做法
1. 烤／蒸地瓜去皮，加入楓糖漿後搗碎。
2. 加入無鋁泡打粉跟燕麥粉。
3. 最後加入水，攪拌到類似麵團的狀態。請注意不需要太濕喔。
4. 放入烤模烘烤。
5. 取出後用電風扇吹涼，呈現酥脆狀後即可食用。

✐ 地瓜的品種也會影響鬆餅的結果，請慎選地瓜。
✐ 我們會用的烤模機器是「品諾陶瓷塗層鬆餅機」。

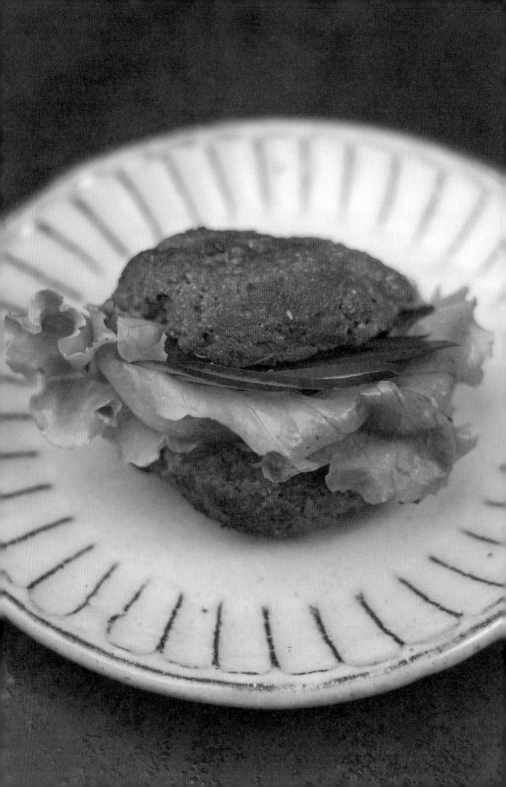

13

有一天，地瓜做了一個異世界轉生的夢……

香甜地瓜餐包

材料　蒸／烤地瓜去皮壓成泥 1.5 杯（300g）
無麩質燕麥粉 1 杯（140g）
椰糖 1/4 杯（37.5g）
楓糖漿 1/4 杯（37.5g）
水 1/4 杯（60ml）
無鋁泡打粉 2 小匙

做法　1. 蒸／烤地瓜去皮後搗碎備用。
2. 將椰糖、楓糖漿和水混合拌勻。
3. 將步驟 1 的地瓜泥和步驟 2 的糖漿混合均勻。
4. 加入燕麥粉和無鋁泡打粉混合後揉成麵團。
5. 地瓜的水分會影響麵團的濕潤度，如果麵團太濕黏，可再加入少許燕麥粉或減少水量進行調整。
6. 把麵團揉成一顆球後分成 10 個小球，或任何自己喜歡的大小。
7. 放入烤箱以攝氏 180 度烘烤 20－25 分鐘，過程中可以翻面烤，需要的話可以烤更久。

✍ 無麩質燕麥粉可購買「Vilson 米森有機」的有機無麩質大燕麥片，再用高速調理機打碎成粉。

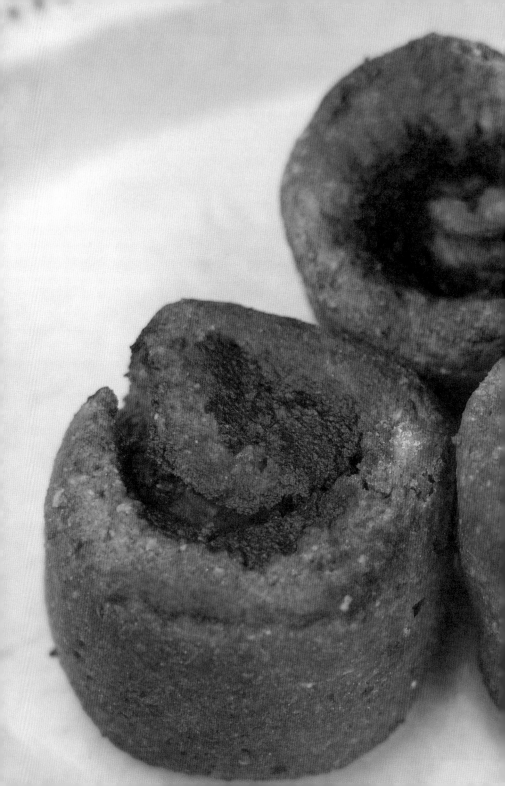

14

香甜地瓜餐包之肉桂捲變化

材料 地瓜餐包麵團 1 份

內餡材料
去籽椰棗 1 杯，泡過熱水
肉桂粉 1 大匙
肉荳蔻粉 1/2 小匙
薑粉 1/4 小匙
無酒精香草精／香草粉 1 小匙
水 1/2 杯
海鹽些許（依個人口味調整）

做法 1. 製作內餡：將所有材料放入調理機打成泥後備用。
2. 製作地瓜餐包麵團：請參考 p.219 的前五步驟。
3. 將麵團擀成長方形，均勻鋪上內餡。
4. 像做蛋糕捲一樣捲起麵團，並切成小塊。
5. 放入烤箱以攝氏 180 度烘烤 20–25 分鐘，取出放涼後即可食用。

✎ 也可使用 Date Lady 的椰棗粉（iHerb 可買到）加入少許水分取代去籽椰棗製作內餡。

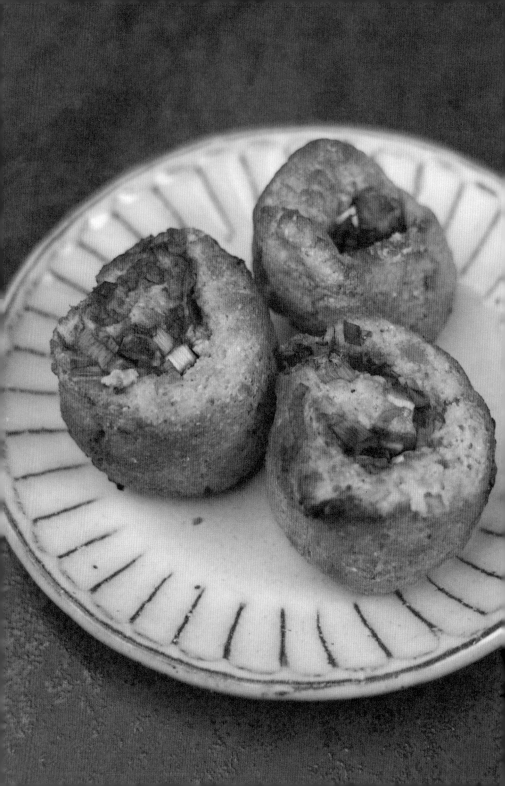

15

香甜地瓜餐包之蔥捲變化

材料

麵團材料
蒸／烤地瓜去皮壓成泥 1.5 杯（300g）
無麩質燕麥粉 1 杯（140g）
楓糖漿 1/4 杯
水 1/4 杯
無鋁泡打粉 2 小匙

內餡材料
青蔥 6 根
香辛深淵台灣沾醬粉或五香粉 1 小匙
白胡椒適量（有辣度選擇性）
海鹽 1/2 小匙（可加可不加）

做法

1. 烤／蒸地瓜去皮後搗碎備用。
2. 將楓糖漿和水混合拌勻。
3. 將步驟 1 的地瓜泥和步驟 2 的糖漿混合均勻。
4. 加入燕麥粉和無鋁泡打粉混合後揉成麵團。
5. 地瓜的水分會影響麵團的濕潤度，如果麵團太濕黏，可再加入少許燕麥粉或減少水量進行調整。
6. 製作內餡：將青蔥切成蔥花，並與其他調味料均勻混和。
7. 將麵團擀成長方形，均勻鋪上蔥餡。
8. 像做蛋糕捲一樣捲起麵團，並切成小塊。
9. 放入烤箱以攝氏 180 度烘烤 20–25 分鐘，過程中可以翻面烤，取出後放涼即可食用。

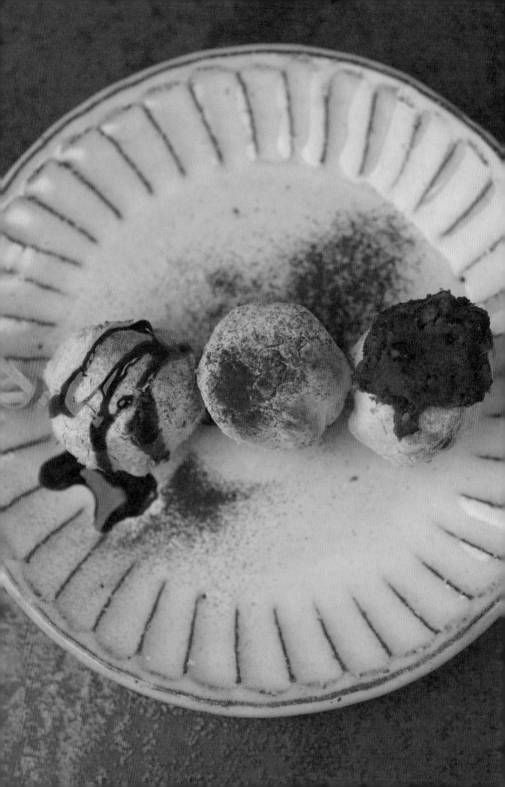

16

媲美日式「糰子」的地瓜應用！

地瓜丸子

材料

丸子材料
蒸地瓜 100g
楓糖漿 2 大匙
樹薯粉／地瓜粉 2 大匙

醬汁材料
去核椰棗用溫熱水泡軟後過濾 1 杯
少許香草粉／肉桂粉（可加可不加）
水 1/2 杯

做法

丸子做法
1. 將蒸熟的地瓜趁熱去皮搗碎。
2. 在碗中將地瓜泥和樹薯粉混合在一起，直到麵團呈現光滑不黏手的狀態。
3. 將麵團揉成小球。
4. 將烤箱預熱至攝氏 180 度，烘烤 10 分鐘或表面開始呈褐色。
5. 取出後用長木牙籤把丸子串起來。

醬汁做法
在調理機中混合椰棗、香草粉／肉桂粉和水，攪打至形成濃稠光滑的「焦糖狀」後便可塗抹到丸子上。喜歡紅豆餡的話，也可以使用紅豆餡取代椰棗醬。

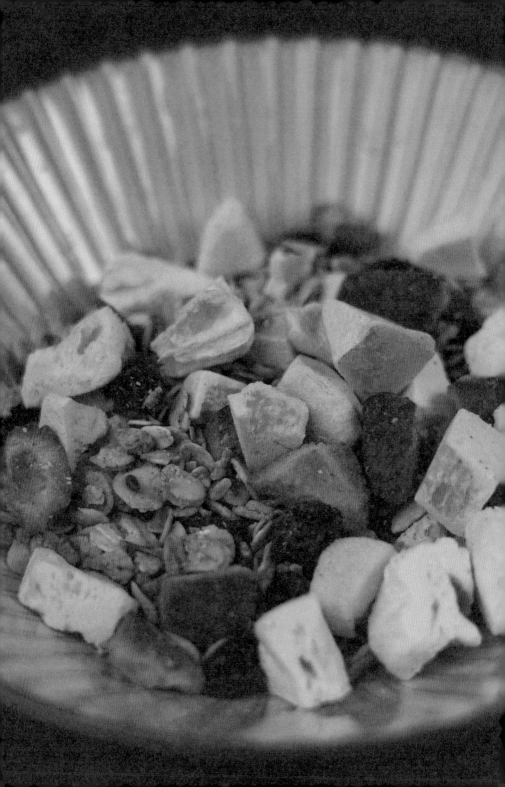

17

簡單又耐吃的零嘴，也可以填飽肚子！

脆麥

材料　無麩質燕麥片 2 杯（200g）
椰糖 4 大匙（25g）
肉桂粉／香草粉／其他純香料粉 2.5 小匙（2g）
楓糖漿 4 大匙（45g）

做法　1. 將烤箱預熱至攝氏 140 度。
2. 將燕麥片、椰子糖、肉桂粉放入大碗，再加入楓糖漿後攪拌均勻。
3. 將步驟 2 完成的燕麥放在無漂白烤盤紙上，鋪成單層。
4. 放入烤箱烘烤 25–30 分鐘，每 10 分鐘取出稍微翻攪一次。
5. 燕麥出爐後放至完全冷卻，最後再放入喜歡的果乾混合。

🖊脆麥烘烤後可額外添加無油葡萄乾、桑葚乾、無花果乾、杏桃和冷凍水果乾等。

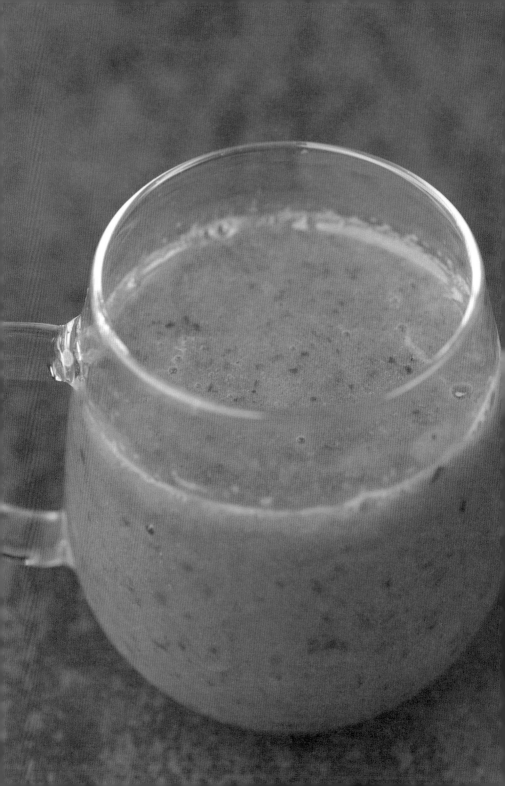

好睡覺果昔

材料 芒果 1-2 顆
香蕉 1 根
椰子水 1-2 杯
冷凍櫻桃 1 杯
楓糖漿或生蜂蜜 1 大匙
西芹 1/2 根

做法 將所有材料放入果汁機中打均勻即可！

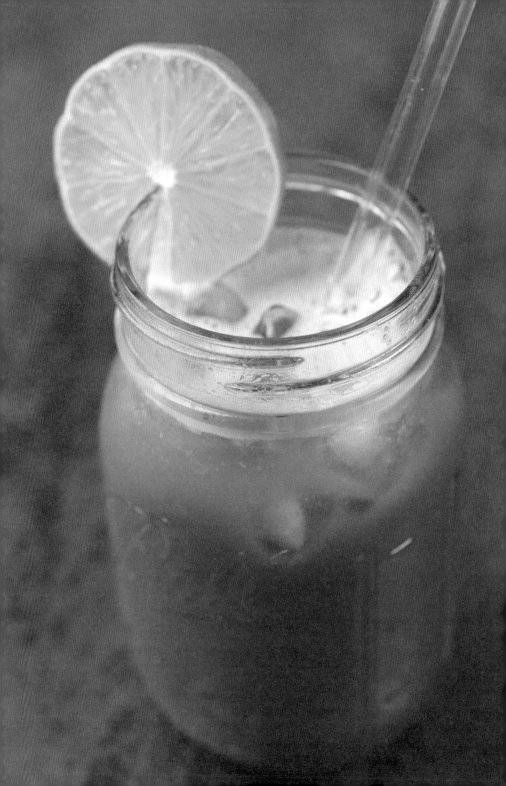

19

把握這些原則，就可以輕鬆打出屬於你個人風格的營養特調！

健康慢磨蔬果汁

材料　**2 杯基底材料**
紅皮蘋果／鳳梨／深色葡萄／柳橙／西芹／黃瓜，可任意選擇搭配

1－2 杯綠色葉菜
菠菜／青江菜／高麗菜（紫色綠色皆可）／萵苣生菜
羽衣甘藍／香菜／巴西里等

酌量添加增強功效
芽菜／菜苗（不要黃豆苗）／蘆筍／生薑／薑黃／牛蒡
綠色花椰菜／茴香／各種新鮮香草

做法　將所有材料放入果汁機中打均勻即可！

🖊 蔬菜、水果的比例都可以依照個人喜好調整，若不喜歡菜味太重，可以增加
　更多水果，讓味道更甜、更容易入口。
🖊 綠色蔬菜可自行選擇變化，但建議不要使用太苦辣的蔬菜，例如芥菜。

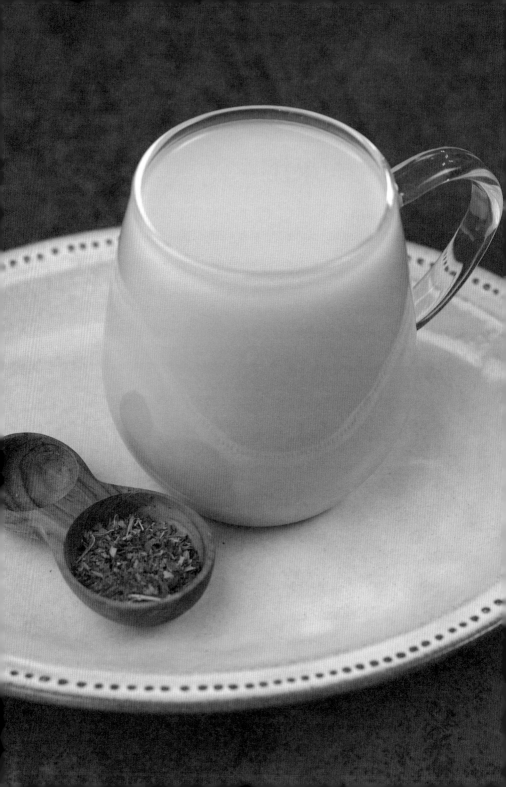

20

怎麼樣也忘不了「奶茶」這款舊愛嗎？別衝動，先試過這味再說！

檸檬香蜂草乃茶

材料 有機檸檬香蜂草茶包 3 個／2 大匙乾燥檸檬香蜂草／新鮮檸檬香蜂草（請稍微壓緊）1/4 杯
沸水 500ml
生蜂蜜 2-3 大匙
自製或市售無添加植物奶
冰塊適量

做法 1. 沸水沖泡檸檬香蜂草茶至少 15 分鐘，再將檸檬香蜂草移除。
2. 加入生蜂蜜拌勻，必要時可添加更多。
3. 依照自己喜歡的濃度加入自製或市售無添加植物奶。
4. 冰塊適量。

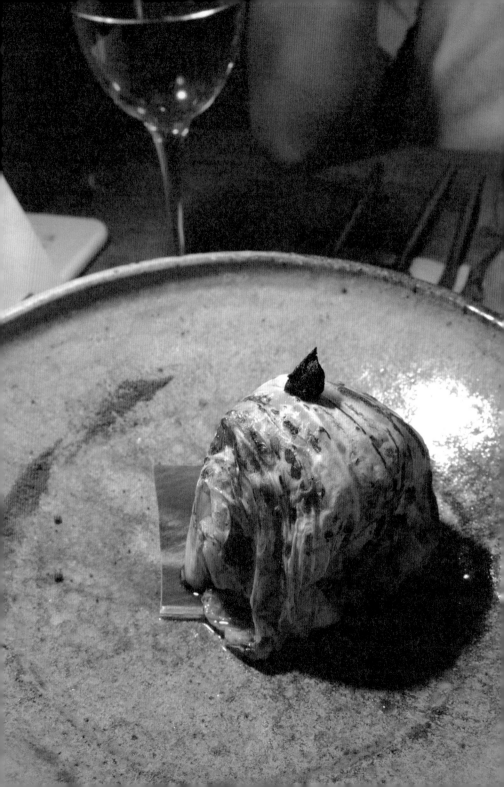

21

位於台北士林區的Monsoon季風餐廳為2022年米其林推薦餐廳，以及2023年米其林必比登推薦。

菜包的狂想 by Monsoon　Ted 主廚

材料

內餡材料
馬鈴薯 600g
梅乾菜 30g
大蒜粉 1 大匙
香菇水 100ml

其他材料
高麗菜半顆
昆布 1 小片
黑鹽少許
飲用水 1000ml
橄欖油 1 小匙
療癒高湯醬 1 大匙
糙米醬油膏少許
金蓮花葉 5 片

做法

內餡做法

1. 將馬鈴薯去皮、切成小塊後放入壓力鍋內，和切碎的梅乾菜和香菇水一起燉煮，完成後加入大蒜粉。

2. 將煮好的馬鈴薯和梅乾菜放入鋼盆後搗成泥狀，接著每個取 100g 左右，搓成圓形備用。

外層高麗菜做法

1. 將高麗菜放入鍋中，加入飲用水、黑鹽和昆布，煮至 8 分熟即可撈起放涼，後依序取一片高麗菜包入馬鈴薯梅乾菜內餡，包成圓形並壓緊實後備用。

2. 取鍋加入 1 小匙橄欖油，再加入包好的高麗菜包，四面油煎成金黃色後即可起鍋。

3. 將煮好的療癒高湯材料使用調理機打成醬後，加入少許糙米醬油膏刷在煎好的高麗菜包上，最後使用噴槍炙燒，擺上金蓮花葉後即可盛盤。

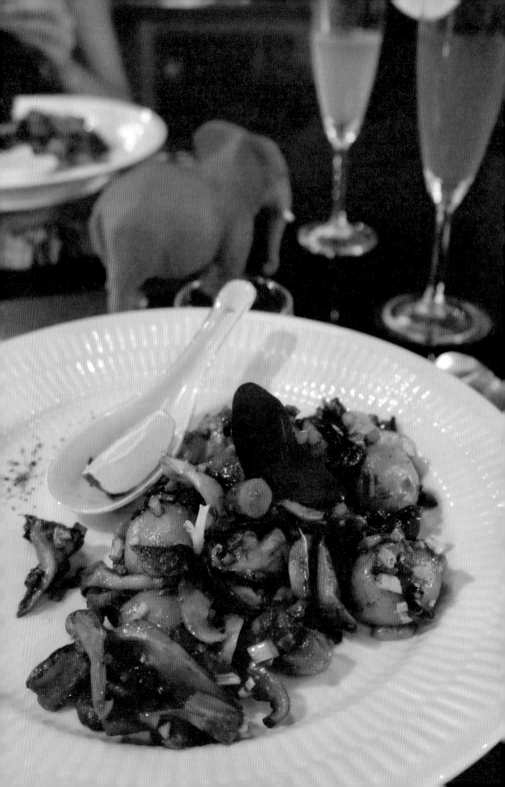

22

湯圓的自由式 by Monsoon　Ted 主廚

材料

湯圓材料
南瓜 400g
糯米粉 70g
木薯粉 50g
海鹽少許
飲用水少許

其他材料
湯圓 600g
秀珍菇 100g
椴木乾香菇 5 朵
金針菇 30g
新鮮香菇 5 朵
杏鮑菇 2 條
柴燒金針花 6 朵
蒜頭 3 粒
芹菜 1 根

韭菜花 2 根
糙米醬油膏 1 大匙
糙米醬油 1 小匙
檸檬 1 小片
白胡椒少許
香菇水 200ml
葵花油 1 大匙
糙米味噌醬 2 大匙

做法

湯圓做法
1. 將南瓜去皮、切成小塊後放入蒸籠，蒸 20 分鐘。
2. 蒸好的南瓜馬上放入鋼盆中搗成泥狀，最後加入所有材料，慢慢揉成麵團光滑狀態。接著每個取 25g 左右，搓成圓形，即可放入滾水中川燙一下，撈起來後即完成。

材料入鍋拌炒
1. 將乾香菇泡軟切絲，香菇水備用，秀珍菇用手撕成條狀，香菇切絲，其他菇切小丁。蒜頭、芹菜、韭菜花均切碎，柴燒金針花用手撕小段後備用。
2. 取鍋加入 1 大匙葵花油，再加入乾香菇、金針菇、蒜頭一起爆香，依序再加入其他材料拌炒，最後加入所有調味料及香菇水略悶煮一下。
3. 將南瓜湯圓放入滾水中川燙約 5 分鐘，再撈起濾水放入炒鍋中回燴，蓋鍋蓋悶煮一下，最後加入芹菜、韭菜花拌炒收乾醬汁，撒上柴燒金針花、放上檸檬片擺盤後即完成。

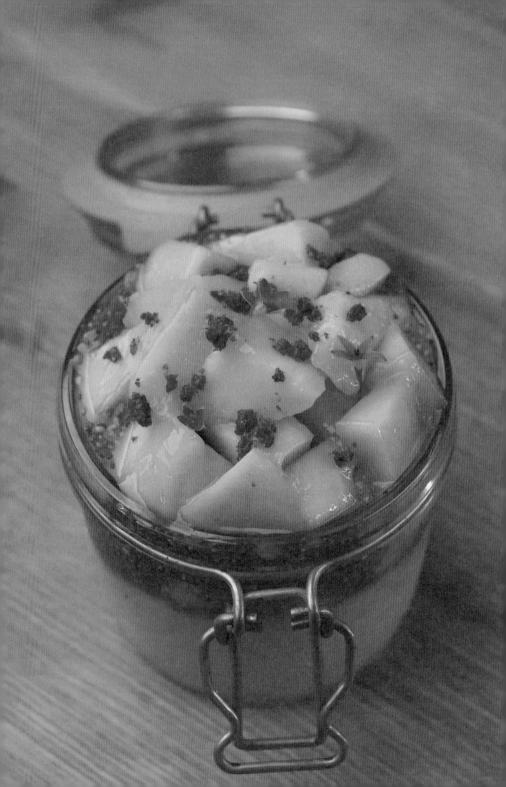

23 位於台北大安區的Plants為「亞洲50大最佳餐廳」（Asia's 50 Best Restaurants）獎項「亞洲之粹」（Essence of Asia）的台灣餐廳之一。

芒果荔枝冰 by Plants　Lily 主廚

材料　**椰子水奇亞籽材料**
椰子水 240ml
奇亞籽 3 大匙

芒果荔枝冰材料
冷凍芒果 100g
冷凍荔枝 100g

組裝材料
新鮮芒果 1 顆，去皮切塊
適量凍乾覆盆莓（裝飾用）

做法　1. 製作椰子水奇亞籽：將椰子水和奇亞籽結合拌勻，不時攪拌避免結塊，待奇亞籽將水分吸收後即可使用（約 15–30 分鐘）。
2. 製作芒果荔枝冰：將冷凍芒果、冷凍荔枝以高速攪拌機打至滑順（避免打過久會融化）。
3. 組裝：將步驟 2 完成的芒果荔枝冰放入杯中，依序疊上步驟 1 完成的奇亞籽、新鮮芒果及凍乾覆盆莓即可。

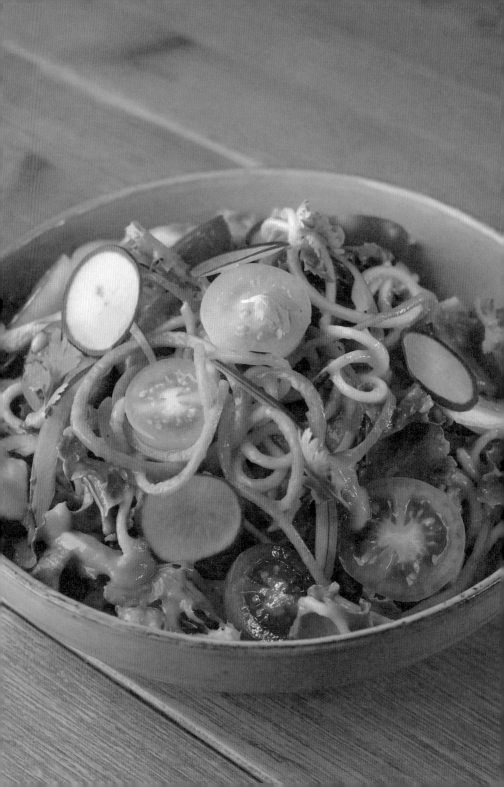

酪梨醬蔬果麵沙拉 by Plants　Lily 主廚

材料

醬料材料
酪梨 200g
檸檬汁 20ml
柳橙汁 150ml
小番茄 100g
香菜 10g
適量鹽（可不加）

蔬菜麵材料
櫛瓜／大黃瓜 200g
胡蘿蔔 100g
生菜（萵苣／羽衣甘藍）50g
小番茄 100g 對半切
適量洋蔥切絲
適量櫻桃蘿蔔切片
適量香菜（裝飾用）

做法

1. 製作醬料：使用高速攪拌機或手持攪拌棒將所有醬料材料打至滑順。
2. 製作蔬菜麵：先用蔬果削鉛筆機將櫛瓜和胡蘿蔔製成麵條形狀。
3. 將製好的蔬菜麵條、生菜與醬料拌勻並放入盤中，最後再放上其他蔬菜麵食材即可。

🖊醬料使用台灣酪梨油脂較低，若使用油脂較高的進口酪梨可減半並多加一些柳橙汁或水。若要無油脂，也可將酪梨換成質地較濃稠的水果，例如芒果或木瓜。

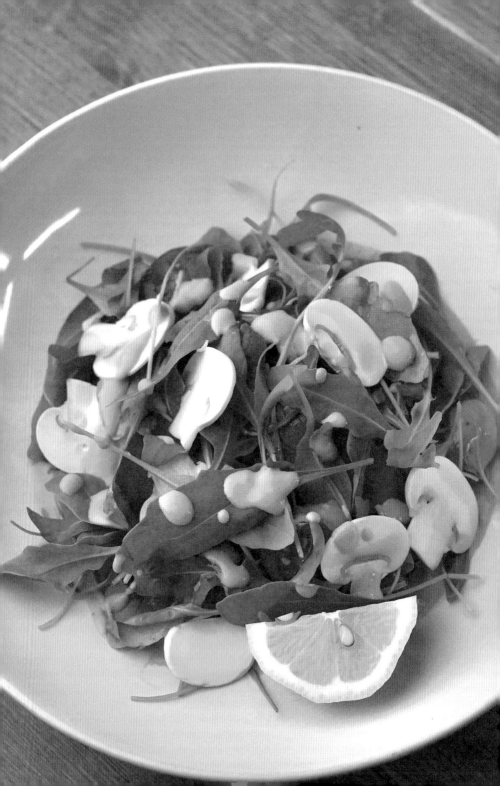

25

生蘑菇芝麻葉沙拉

by BaganHood ／炒炒時蔬／ Mixigan 等台北熱門蔬食餐廳　Eric 主廚

材料

沙拉材料

芝麻葉

蘑菇切薄片

小番茄切半

檸檬汁（依個人口味調整）

鹽巴（依個人口味調整）

黑胡椒（依個人口味調整）

初榨橄欖油少許

醬料材料

去皮甜椒 150g

生腰果 50g 泡水

水 50g

橄欖油 5g

鹽巴少許

黑胡椒 1 小匙

楓糖漿 10g

適量煙燻紅椒粉

做法

醬料做法

1. 將甜椒放入烤箱，以攝氏 200 度烘烤 15 分鐘。
2. 將烤好的甜椒放涼後去皮。
3. 將所有醬料食材混和打成滑順的醬汁即可。

沙拉做法

1. 將芝麻葉與切好的小番茄、生蘑菇放在沙拉盆中。
2. 拌入少許的鹽巴、黑胡椒、橄欖油一起拌勻。
3. 盛盤在盤底抹上甜椒醬後放上芝麻葉沙拉，最後再淋上一點醬料，放上檸檬角即可。

第 7 章 ✦ 你該不會這樣就飽了吧？　243

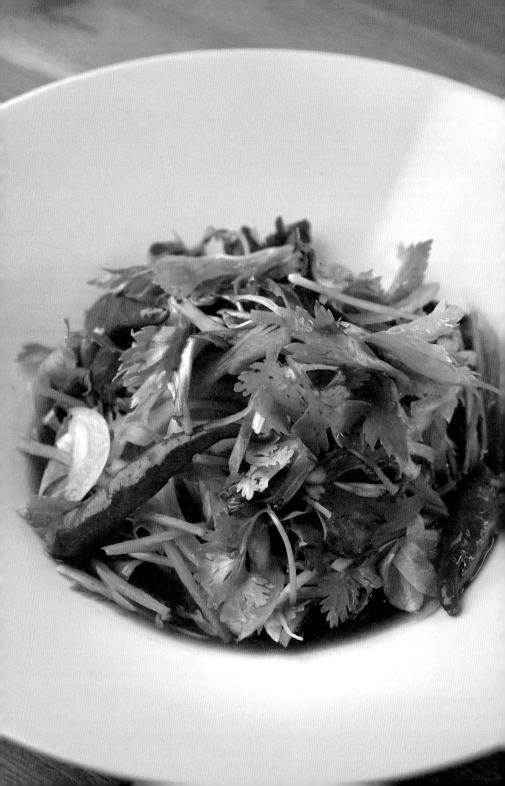

26

泰式舞菇沙拉

by BaganHood ／炒炒時蔬／ Mixigan 等台北熱門蔬食餐廳　Eric 主廚

材料

沙拉材料
舞菇（也可用各種菇類）
西芹葉
香菜段
洋蔥切絲
胡蘿蔔切絲
泰式酸辣醬汁

醬料材料
糙米醬油 35g
水 35g
楓糖漿 30g
酸子醬 10g
大蒜 2 瓣切薄片
乾辣椒或新鮮辣椒切片（可加可不加）
檸檬汁（依個人口味調整）
少許辣椒粉（可加可不加）

做法

醬料做法
1. 將所有醬料材料混合攪拌均勻，浸泡 10 分鐘即可。

沙拉做法
1. 將所有蔬菜混合在同一個沙拉盆內。
2. 用少許橄欖油與菇類一起拌勻，放入烤箱以攝氏 200 度烘烤 6 分鐘。
3. 將烤好的舞菇放入沙拉盆中。
4. 最後淋上泰式酸辣醬一起拌均勻即可。

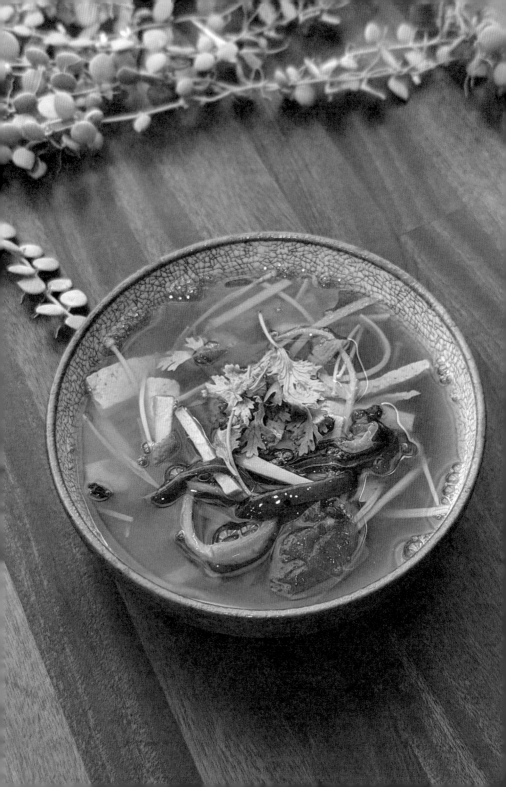

27

番茄酸辣湯 by台南名店「老爹蔬食X拾叁珈琲」* 此食譜為 3-4 人份

材料

湯類材料

水 1600ml 　　香菇 2 朵（70g）　　杏鮑菇 1 根（100g）
薑些許（5g）　　大辣椒 1 根（7g）　　新鮮黑木耳 2 片（60g）
紅蘿蔔 1/4 條（45g）
去殼筊白筍 2 條（120g）　　**調味料材料**
牛番茄 2 顆（300g）　　　　岩鹽 1 小匙　　楓糖漿 1.5 小匙
西洋芹半根（50g）　　　　　無添加羅望子果泥（去籽）30g
金針菇半把（100g）　　　　檸檬汁 1 小匙　無麩質醬油 1 大匙
香菜適量　　　　　　　　　月桂葉 2 片　　純白胡椒些許

做法

1. 食材洗淨備用，將香菇、杏鮑菇、筊白筍、黑木耳、薑、西洋芹、紅蘿蔔切成絲狀；牛番茄切成塊狀；大辣椒斜切片狀；香菜切成碎末；金針菇去掉尾部剝成絲狀。

2. 取鍋子倒入 1600ml 的水，將香菇、杏鮑菇、筊白筍、黑木耳、薑、西洋芹、紅蘿蔔絲、金針菇、切塊牛番茄、斜片大辣椒、月桂葉置入鍋中，開火煮滾。水滾之後蓋上鍋蓋用中小火再煨煮 5-7 分鐘。

3. 取一小碗，舀一瓢熱水到碗中，將羅望子果泥放入碗中先行攪散。依序將下列調味料置入鍋中：無麩質醬油、岩鹽、楓糖漿、白胡椒、攪散的羅望子果泥。再次煮滾 2 分鐘，然後熄火放入檸檬汁、香菜即可享用。

✐ 本食譜的設計為中強度的酸與辣，可再依個人口味微調。

✐ 如果想降低辣度，可於處理辣椒時縱剖，並以刀背將辣椒子刮除。

✐ 酸度部分是使用羅望子果泥（可於一般販售東南亞食品的材料行購得），如果想完全以檸檬汁取代，請於熄火後加入檸檬汁調整酸度。

✐ 如欲增加湯頭鮮度，可將新鮮菇類（香菇、杏鮑菇）切絲後以平底鍋加些許油，將菇類焗至焦黃。

✐ 食材切絲的小訣竅，可先將食材切成片狀，再攤開切絲。新鮮木耳的部分可以將其捲起來再切絲。

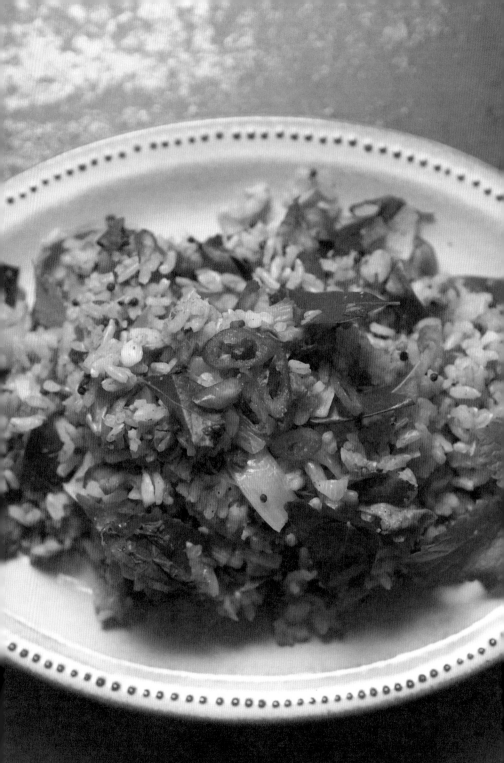

28

南方安逸特味飯 by 台南名店「南方安逸」

材料

特味飯材料
飯 1 碗（糙米白米都可以，也可以是綜合米飯）
葉菜 1 碗（菠菜、青江菜、油菜等自己喜歡的葉菜）
任選菇類半碗
洋蔥 1/4 個或紅蔥頭 4 瓣
蒜頭 2-3 瓣
香菜 1 小把
檸檬半個

香料材料
孜然、芫荽籽、芥末籽、葫蘆巴籽、茴香籽、胡椒
（如果找不到那麼多種香料，孜然、茴香籽、芫荽籽和胡椒就夠了）
咖哩葉
綜合香料粉（如果想讓味道更濃厚多元，可以加一些馬薩拉粉）

做法

1. 中小火熱鍋，把咖哩葉和香料們放入鍋子乾鍋爆香（如果想要香料味更突出，在爆香的步驟可以加一些椰子油再開始加入香料們）。
2. 爆香香料後加入洋蔥、蒜頭繼續爆香。
3. 加入菇類炒熟後再加入蔬菜們一起拌炒。
4. 加入鹽巴調味。
5. 加入飯一起均勻拌炒。
6. 最後撒上香菜和擠上檸檬汁完成，檸檬汁可以提味把料理的層次變更豐富。
7. 好好享用。

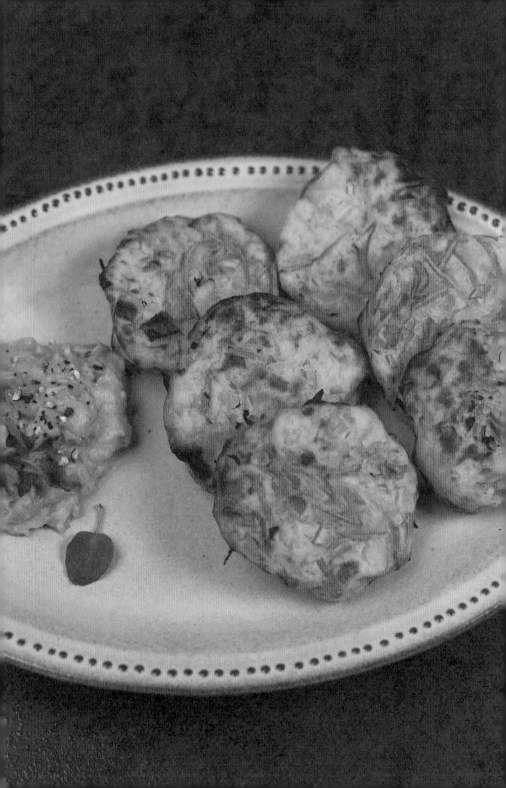

29

馬鈴薯餅餅 by 台南名店「南方安逸」

材料

薯餅材料
馬鈴薯 4 個蒸熟後壓成泥
洋蔥 1 個切小丁
胡蘿蔔半條刨絲
少許蒜頭或蒜頭粉
黑胡椒／義式香料
鹽巴

醬料材料
酪梨 1 個　　　　馬鬱蘭
腰果半杯　　　　鼠尾草
蒜頭 6 瓣　　　　煙燻辣椒粉
檸檬汁　　　　　黑胡椒
鹽巴適量

做法

醬料做法
1. 將腰果泡軟。
2. 把泡軟的腰果和所有醬料材料加入食物調理機一起打成醬，如果太濃稠打不動可以加點水。
3. 香料分量請依個人喜好添加。所有的調味料、香料請一點一點地加，一邊試味道，覺得不夠哪些味道就再加哪些香料。

薯餅做法
1. 把薯餅材料全部均勻拌在一起，蒜頭、黑胡椒、香料、鹽巴都依個人喜好添加即可。
2. 把拌均勻的東西用手捏捏壓壓弄成自己喜歡的形狀。喜歡香脆口感的話就壓扁一點，喜歡裡面軟一點則可以揉成球或圓柱狀。
3. 將烤箱預熱至攝氏 200 度，放入烤箱烘烤 20–25 分鐘。
4. 翻面，再烤 20–25 分鐘，或烤至自己喜歡的酥脆口感為止。
5. 搭配醬汁好好享用。

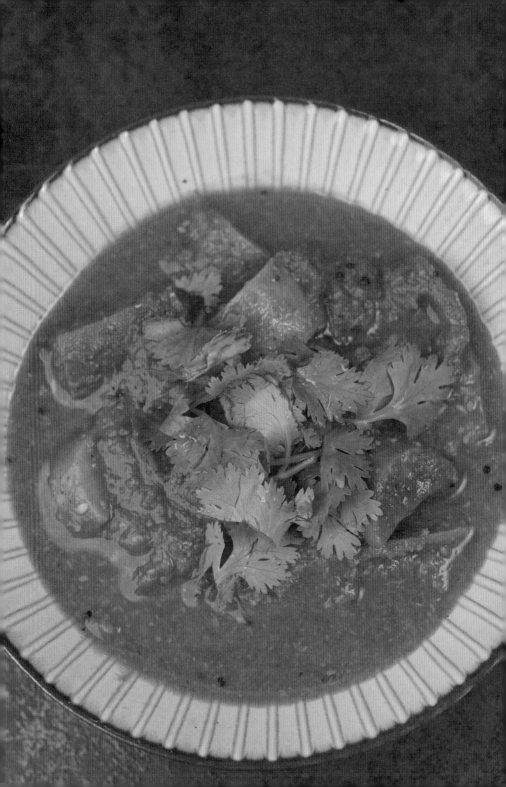

30

Veg Korma 印度香甜咖哩

by 位於台北南港區的純蔬食南印度料理「Yogi Dosa」

材料

白醬材料
丁香 6 顆
綠荳蔻 6 個
八角 1 個
茴香 2 小匙
孜然 2 小匙
凱莉茴香 1/2 小匙
芫荽籽 2 大匙
新鮮椰肉 160g
腰果 5 大匙（60g）（可加可不加）
水 400ml

粉狀香料材料
薑黃粉 1 小匙
芫荽粉 1 大匙
孜然粉 1 小匙
黑胡椒粉 1/2 小匙
鹽 1.5 小匙
棕櫚糖或楓糖漿 2 大匙
馬薩拉粉 2 小匙

番茄底醬材料
番茄 400g
芥末籽（黃色或黑色皆可）2 小匙
葫蘆巴籽 1/4 小匙
丁香 2 個
月桂葉 2 片
綠荳蔻 2 個
肉桂一段（約 5 公分）
薑碎 12g
咖哩葉 2 枝條

其他材料
自選蔬菜 600g（若使用質地較硬的蔬菜可先蒸煮後備用）
香菜 20g 切碎備用

做法

1. 將所有白醬材料放入攪拌機中浸泡 10 分鐘後，打至均勻倒出備用。
2. 將番茄底醬材料中的番茄放入調理機中打碎後倒出備用。
3. 將番茄底醬材料中除了薑碎之外的香料，放入鍋中乾炒至散發香味。
4. 加入番茄糊，煮沸後關小火，加入薑碎與粉狀香料材料的所有香料粉，攪拌均勻後再次煮沸。
5. 加入自選蔬菜後與醬汁大略拌勻，並蓋上蓋子繼續燉煮 8-10 分鐘。
6. 開蓋後加入已於步驟 1 完成的白醬。可依個人喜好加入適量水調整稠度，並再次煮沸 30 秒後關火，再加入切碎香菜，開蓋靜置 8-10 分鐘後即可享用。

✎ 步驟 6 開蓋靜置是為了讓所有的香料風味與食材更加融合，也可跳過此步驟，直接加入香菜即可享用。

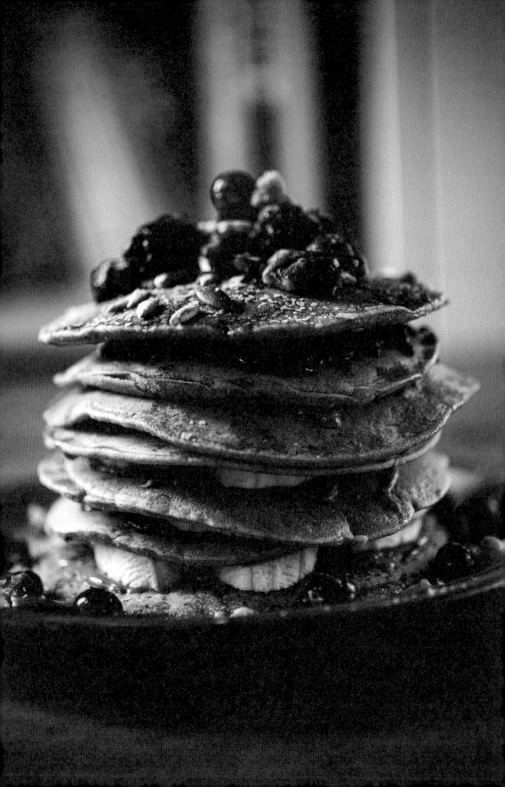

31

香蕉鬆餅 by 位於台北大安區的純蔬食料理空間「共時間」

材料
香蕉 2 根（280g）
杏仁粉 50 g
白米粉 30g
樹薯粉 20g
燕麥片 50g
小米 50g
蕎麥 50g
純淨水 200ml
檸檬汁 1 大匙
小蘇打粉 1/4 小匙

做法
1. 將小米和蕎麥一起洗淨，瀝乾備用。
2. 將香蕉、燕麥、洗淨的蕎麥、小米、杏仁粉、白米粉、樹薯粉、純淨水、檸檬汁加入高速果汁機。啟動機器後，由慢速轉至高速，將所有的內容物攪打至綿密。
3. 當步驟 2 所有材料接近細緻綿密時，讓機器維持運轉，同時加入小蘇打粉，透過機器的運作讓小蘇打粉與鬆餅漿完美混合。
4. 將鍋具充分加熱後，轉至中小火，倒入鬆餅漿，享受煎鬆餅的過程！

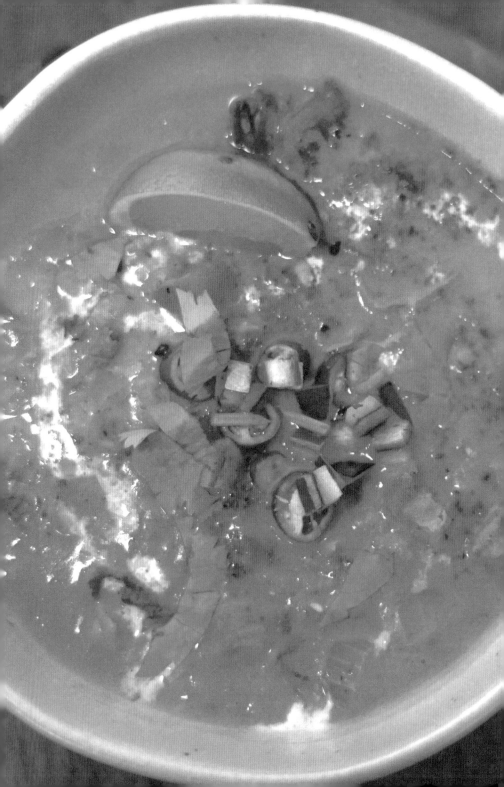

32

摩洛哥燉扁豆

by 位於新北板橋區的零廢棄生活選物&純蔬食料理
空間「零居」 * 此食譜為 6 人份

材料
酪梨油 1 大匙
洋蔥切丁 1 杯
西芹切丁 1 杯
紅蘿蔔切丁 1 杯
馬鈴薯切塊 1 杯
蒜頭切末 2 瓣
鹽 1 小匙
黑胡椒粒 1 小匙
薑黃粉 2 小匙
孜然粉 2 小匙
薑粉 2 小匙

煙燻紅椒粉 2 小匙
肉桂粉 1 小匙
綠扁豆 1 杯
紅扁豆 1 杯
蔬菜高湯或療癒高湯 4 杯
水 2 杯
番茄糊 1/4 杯
無添加杏仁奶或椰奶 1 杯（依個人喜好選擇）
檸檬汁 1 大匙
羽衣甘藍 2 – 3 杯

做法
1. 在大鍋中倒入酪梨油，放入洋蔥、西芹、紅蘿蔔、馬鈴薯、蒜頭炒 5 分鐘直到洋蔥變軟。
2. 加入香料、鹽、黑胡椒粒炒 2 分鐘，再加入扁豆炒 1 分鐘。
3. 倒入高湯、番茄糊攪拌均勻，煮滾後蓋蓋子，續煮 20 分鐘。
4. 離火後加入檸檬汁、椰奶、切碎羽衣甘藍拌勻。
5. 盛裝後灑上香菜、墨西哥辣椒和紫洋蔥就可以開動啦！

自製無麩燕麥奶和堅果奶

【 自製無麩燕麥奶 】

材料　無麩質燕麥 1/2 杯
　　　飲用水 3 杯
　　　楓糖漿 1–3 大匙

做法　將無麩質燕麥和水放入調理機中打碎大約 30 秒，用濾網或是濾布過
　　　濾後加入楓糖漿拌勻。

【 自製無麩堅果奶 】

材料　浸泡過的堅果 1 杯
　　　飲用水 3–4 杯
　　　天然香草粉 1/4 小匙（依個人口味酌量添加）
　　　楓糖漿 1 大匙

做法　1. 先將堅果浸泡於水中至少 4 小時或過夜，使用前請先過濾。
　　　2. 將堅果和水放入調理機中打碎大約 30 秒，請確認打到完全沒有顆
　　　　　粒。
　　　3. 用濾網或是濾布過濾後加入楓糖漿拌勻。
　　　4. 可冷藏保存最多 3 天。

🖉 市售植物奶容易有許多人工添加物或芥花油，請務必選擇成分單純、無添加
物和無麩質的產品。我們推薦 Elmhurst 1925 無添加植物奶系列。

華麗變身的五種療癒沙拉醬

【蒜味酸甜醬汁】

材料　新鮮現擠檸檬汁或柳橙汁 1 大匙
楓糖漿或生蜂蜜 1 大匙
新鮮蔥／蒜末少許
辣椒粉／新鮮辣椒 1/2 小匙（可加可不加）

做法　將所有材料放入碗中混合即可。

✐ 檸檬和生蜂蜜都能幫助蔬果的營養吸收。

【芒果酸辣醬汁】

材料　芒果 1 個
大蒜 1 瓣
辣椒 1 顆
檸檬汁 1 小匙
香菜少許
水適量
楓糖漿（可加可不加）

做法　將所有材料放入調理機中打勻即可。

✐ 新鮮蒜頭與辣椒可幫助身體抵抗病菌。

【薑味亞洲風醬汁】

材料
青蔥末 2 大匙
楓糖漿 1 大匙
椰子醬油 2–3 大匙（可加可不加）
芝麻 1–2 小匙（可加可不加）

新鮮薑末 1/2 小匙
新鮮現擠檸檬汁 1 大匙
海鹽適量（可加可不加）

做法 將所有材料放入碗中混合即可。

【酪梨香菜醬汁】

材料
酪梨 1 顆
檸檬汁 1 大匙
辣椒粉 1/4 小匙

香菜 1 把
生蒜頭 1/2 瓣
水 50–60ml

做法 將所有材料放入調理機中打勻即可。

【番茄辣醬】

材料
紅椒 1/2 杯大略切碎
蒜頭 1 瓣
生蜂蜜或楓糖漿 1 大匙
九層塔／羅勒葉適量（可加可不加）

番茄 1/2 杯（小番茄尤佳）
檸檬汁 3 大匙
生辣椒或辣椒粉適量

做法 將所有材料放入調理機中打勻即可。

取代傳統起司醬的好方法，美味又營養！

南瓜馬鈴薯起司醬

材料
馬鈴薯 1 顆去皮切塊
南瓜 1 杯去皮切丁
大蒜粉 1/2 小匙
洋蔥粉 1/2 小匙
新鮮檸檬汁 1 大匙
楓糖漿 1 小匙
水或療癒高湯 1/4 杯
海鹽 1 小匙（可加可不加）

做法
1. 馬鈴薯與南瓜蒸熟後稍微放涼。
2. 將所有材料放入調理機中打勻，濃稠度可依個人喜好調整，打勻
   後即可使用。

🖊 冷藏後質地會變硬，使用前再用電鍋稍微加熱口感會較好。

🖊 這個配方可當沾醬，也可加入煮熟的無麩質義大利麵放入烤箱稍微焗烤，做
   成焗烤起司義大利麵，小朋友會很喜歡喔。

推薦閱讀

1. 醫療靈媒系列

- 《醫療靈媒》
- 《醫療靈媒‧改變生命的食物》
- 《神奇西芹汁》
- 《醫療靈媒—搶救肝臟》
- 《醫療靈媒—甲狀腺揭密》
- 《369 排毒飲食聖經》
- 《369 排毒食譜》
- 《守護大腦的飲食聖經》
- 《守護大腦的激活配方》
- 《守護大腦的療癒食譜》

　　許多醫療靈媒提倡的健康概念，同時也和很多植物性營養科學不謀而合。像是《救命飲食 3.0‧越營養，越生病？！》中、尼爾‧柏納德醫師的系列書籍和《食療聖經》等書中，都有詳細分享相關的科學論證。而《食療聖經》作者麥克‧葛雷格醫師的非營利網站 Nutritionfacts.org 還有更多論文和影片整理，只要輸入關鍵字就能找到相關的文章和內容整理。

2. 植物性營養

- 《救命飲食：越營養，越危險！？（10年經典全新增訂）》，
  T・柯林・坎貝爾、湯馬斯・M・坎貝爾二世著。
- 《救命飲食3.0・越營養，越生病？！》，T・柯林・坎貝
  爾、尼爾森・迪斯拉著。
- 《救命飲食2・不生病的祕密》，T・柯林・坎貝爾、霍華・
  賈可布森著。
- 《食療聖經：【最新科學實證】用全食物蔬食逆轉15大致
  死疾病》，麥克・葛雷格醫師、金・史東著。
- 《救命飲食人體重建手冊》，湯馬斯・坎貝爾著。
- 《牛奶、謊言與內幕（三版）》，蒂埃里・蘇卡著。
- 《和平飲食》，威爾・塔托著。
- 《史上最有感，扭轉疾病的新4大好食物》，尼爾・柏納德
  著。
- 《癮食・權威醫師的不肥胖營養處方》，尼爾・柏納德著。
- 《這樣吃，全身疼痛都消失》，尼爾・柏納德著。
- 《糖尿病有救了（暢銷10年紀念版）》，尼爾・柏納德著。
- 《上醫養生法》，李宇銘著。
- 《Mastering Diabetes Book》by Cyrus Khambatta, PhD and
  Robby Barbaro, MPH.

3. 補充品與藥物

- 《謊言之瓶》，凱瑟琳‧埃班著。
- 《藥廠黑幕》，瑪西亞‧安卓著。
- 《便宜沒好藥？一段學名藥和當代醫療的糾葛》，傑瑞米‧葛林著。
- 《吃藥前，你必須知道的事》，王惠珀著。
- 《保健食品的真相》，布萊恩‧克萊門著。
- 《藥師心內話》，Drugs 著。

4. 食品化學與真食物

- 《真正的蔬菜不綠》，河名秀郎著。
- 《正確洗菜，擺脫農藥陰影【增訂版】》，顏瑞泓著。
- 《餐桌上的危機》，黃嘉琳、陳儒瑋著。
- 《基改追追追》，黃嘉琳、陳儒瑋著。
- 《基改之王：孟山都的遺產》，凱莉‧吉拉姆著。
- 《告訴我你吃什麼，我就知道你是誰》，愛莉絲‧華特斯著。
- 《約翰‧羅彬斯食物革命最新報告》，約翰‧羅彬斯著。
- 《就為了好吃？》，林朗秋著。

- 《美味陷阱》，馬克‧史蓋茲克著。
- 《你吃的都是謊言》，凡妮‧哈里著。
- 《你吃的食物是真的嗎？》，賴瑞‧奧姆斯特著。
- 《把化學吃下肚 造假的美味》，漢斯烏里希‧格林著。

5.醫療系統

- 《良醫才敢揭發的醫療真相》，和田秀樹著。
- 《過度診斷》，H‧吉爾伯特‧威爾奇、麗莎‧舒華茲、史蒂芬‧沃洛辛著。
- 《救命飲食2‧不生病的祕密》，T‧柯林‧坎貝爾、霍華‧賈可布森著。
- 《勇敢斷藥，才有活路！》，內海聰著。

6.生活中毒素

- 《毒物魅影》，約翰‧亭布瑞著。
- 《別讓生活中的隱藏毒素危害你的健康》，我是角色著。
- 《無毒保健康❷減法生活DIY》，陳修玲著。

7. 身心療癒

- 《森林療癒力》，余家斌著。
- 《大自然治癒力》，佛羅倫絲‧威廉斯著。
- 《山林癒》，艾力克‧布里斯巴赫著。
- 《原子習慣》，詹姆斯‧克利爾著。
- 《修練當下的力量》，艾克哈特‧托勒著。

8. 紀錄片

- 《茹素的力量》（*The Game Changer*）：分享許多實行植物性飲食的頂尖運動員，以及利用科學研究方法探討植物性飲食如何影響血液男性性功能以及運動表現。
- 《大地之吻》（*Kiss the Ground*）：探討友善土地的耕作方式，也許才是對抗氣候變遷和愛護地球的最佳方式。
- 《超癒力》（*Heal*）：科學家和靈性導師們討論意念、信念和情緒是如何影響人體健康和療癒的能力。
- 《健康飲食》（*Food Matters*）：一部 2008 年上映，關於營養的電影。選擇性飲食可以在治療糖尿病、癌症、心臟病和憂鬱症等一系列健康問題中發揮關鍵作用，通常可以取代藥物治療。

- 《餐叉勝過手術刀》（*Forks Over Knives*）：2011 年於美國上映的紀錄片。片中提倡以低脂、高營養價值的植物性飲食為主，強調減少食用加工類和油脂類食物，以預防身體出現慢性疾病。片中引用美國醫生卡德維爾‧愛色斯坦和營養與生物學教授 T‧柯林‧坎貝爾的研究結果與論文，指出許多疾病包括肥胖症、心血管疾病和癌症等，可以透過多攝取天然食物，以及少食用加工食品和肉類食物來預防。

- 《人命牲吃》（*Eating You Alive*）：探討人們為什麼會罹患慢性疾病，像是心血管疾病、糖尿病、肥胖、自體免疫疾病和其他問題，以及改變飲食是否能讓結果改變。
  參與者包括許多營養和醫學專家，他們共同探討為什麼傳統美式飲食如此不健康的原因，還有如何以全食物的植物性飲食改善病患的健康。

- 《食品帝國》（*Food, Inc*）：向大眾揭示了日常生活中廉價食品的生產過程，「這已經不只關於我們吃的權利，更是關乎我們說出真相的權利，和知道真相的權利。」包含畜牧養殖的抗生素濫用與基因改造飼料等問題。

- 《健康不可告人的祕密》（*What The Health*）：揭露了健康與食品公司、醫療行業、衛生組織、甚至政府之間存在的互惠互利關係，令許多動物性飲食的害處無法被公開。

- 《人如其食：雙胞胎飲食實驗》（*You Are What You Eat: A*

Twin Experiment）：探討相同基因的人，在改變了飲食及生活方式之後，身體健康會不會有所改變，以及特定食物對於身體的影響。

- 《奶牛陰謀：永遠不能說的秘密》（Cowspiracy：The Sustainability Secret）：探索畜牧業對生態環境的影響和沙漠化、汙染及其他環境問題的關聯。

- 《海洋陰謀》（Seaspiracy）：揭露商業漁撈造成巨大破壞性的影響，養殖漁業的用藥和養殖問題。

- 《毒從口入：食物的醜陋真相》（Poisoned: The Dirty Truth About Your Food）：審視食品工業的系統性缺陷是如何導致食源性病原體的爆發以及致命的後果，自家的食物如何被食源性病原體汙染。

- 《盤中腐事》（Rotte）：這部紀錄片影集透過深入探究食物供應鏈的核心，揭露令人不快的真相，並揭發有何不為人知的力量像是商業和政治操作，形塑了我們的飲食。

- 《消費市場：當心買》（Broken）：一部帶有調查性質的紀錄片系列，揭開包含化妝品、電子菸、組合家具和塑膠瓶等大眾消費品在產製過程中的疏失，以及行銷上的欺瞞手腕，並探討這些行徑可能造成的嚴重後果。

- 《酒精的真相》（The Truth About Alcohol）：一部 2016 年的 BBC 紀錄片。探討人們對酒精的常見迷思，包括為什麼有人會對酒精過敏，以及解酒祕方、紅酒的好處、空腹喝

酒和喝酒助眠等常見問題。英國政府還因為這部紀錄片，降低了每人每週攝取的酒精建議量。

- 《智能社會：進退兩難》（*The Social Dilemma*）：講述了社群媒體對社會造成的負面影響。深入探討社群媒體和科技公司為了讓使用者上癮，運用了哪些心理學基礎和操控技巧。這些公司監視、追蹤和測量人們的線上活動，然後使用這些數據來建立預測用戶行為的人工智慧模型。

- 《無良醫生：愛裡藏刀》（*Bad Surgeon*）：描述瑞典出生的義大利裔胸腔外科醫生，宣稱自己的幹細胞技術可解決急需器官移植的手術，卻導致分別接受肝臟、腎臟、心臟移植手術的病患因排斥現象死亡，「超級醫生」卻是醫療史上的最大騙子。

- 《尖端醫療的真相，你安全嗎？》（*The Bleeding Edge*）：本片以令人大開眼界的角度審視日新月異的醫療器材產業，揭露一味追求創新可能會為病患帶來嚴重後果。包含德國製藥大廠拜耳公司的永久避孕器 Essure、國際大廠嬌生生產的骨盆網片和金屬髖關節植入物，以及知名美國醫療設備商直覺公司的達文西手術機器人。

- 《請服藥》（*Take Your Pills*）：在高度競爭的美國，阿德拉（Adderall）這類廣泛開立的抗焦慮藥物能幫助學生、運動員、程式設計師和更多人提升效率和表現。但這又將使他們付出怎樣的代價呢？

- 《好好照顧瑪雅，虐兒案羅生門》（*Take Care Of Maya*）：講述因為醫學不足無法找到引起症狀的原因，而被醫院指控虐兒的母親後來以死明志，探討社會倫理和醫療系統主觀的判定所引起的悲劇。在紀錄片發表後，即使過程中受到醫療財閥的各種打壓，瑪雅對於醫院的指控終於獲得勝利。

- 《Stink!》：商店貨架上的一些產品在設計上並不安全。從零售商到實驗室，從公司董事會會議室穿過小巷後進入國會大廳，跟著導演了解他與試圖保護化學產業最黑暗祕密的政治和公司人員的衝突。你不會喜歡你聞到的那些味道的。

- 《The Forever Chemical Scandal》：探討廣泛運用在數千種產品的 PFAS，雖然讓我們的生活更便利，但這項化學物質現在已經廣泛存在於人類的血液中，而且和許多嚴重的健康問題有關。

www.booklife.com.tw   reader@mail.eurasian.com.tw

方智好讀 168

醫療靈媒的在地療癒生活指南：朵媽朵爸不藏私全攻略

作　　者／徐意晴（朵媽）、徐向立（朵爸）
發 行 人／簡志忠
出 版 者／方智出版社股份有限公司
地　　址／臺北市南京東路四段50號6樓之1
電　　話／（02）2579-6600 · 2579-8800 · 2570-3939
傳　　真／（02）2579-0338 · 2577-3220 · 2570-3636
副 社 長／陳秋月
副總編輯／賴良珠
主　　編／黃淑雲
專案企畫／沈蕙婷
責任編輯／李亦淳
校　　對／黃淑雲 · 李亦淳
美術編輯／蔡惠如
行銷企畫／陳禹伶 · 蔡謹竹
印務統籌／劉鳳剛 · 高榮祥
監　　印／高榮祥
排　　版／杜易蓉
經 銷 商／叩應股份有限公司
郵撥帳號／18707239
法律顧問／圓神出版事業機構法律顧問　蕭雄淋律師
印　　刷／祥峰印刷廠
2024年3月　初版

「任何時候，每當我們努力想讓身體更好地運作，都是在做一件神聖的事。」

——《身體密碼：找到身心靈失衡的關鍵，啟動內在自癒力》

◆ **很喜歡這本書，很想要分享**

圓神書活網線上提供團購優惠，
或洽讀者服務部 02-2579-6600。

◆ **美好生活的提案家，期待為你服務**

圓神書活網 www.Booklife.com.tw
非會員歡迎體驗優惠，會員獨享累計福利！

國家圖書館出版品預行編目資料

醫療靈媒的在地療癒生活指南：朵媽朵爸不藏私全攻略／
徐意晴（朵媽）、徐向立（朵爸）著 . -- 初版 .-- 台北市：
方智出版社股份有限公司，2024.03
272面；14.8×20.8公分 --（方智好讀；168）
　ISBN 978-986-175-785-8（平裝）

　1.CST：健康飲食　2.CST：健康法

411.3　　　　　　　　　　　　　　　　113000363